HYPERTENSION

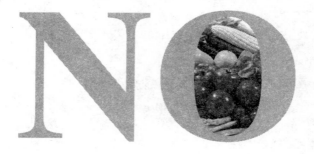

向高血压说不

防治高血压看这本就够了

中华人民共和国执业医师
编号：110610000005852 ｜ 同美荣◎著

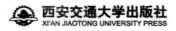

西安交通大学出版社
XI'AN JIAOTONG UNIVERSITY PRESS

图书在版编目（CIP）数据

向高血压说不：防治高血压看这本就够了/同美荣
著.—西安：西安交通大学出版社，2016.6
ISBN 978-7-5605-8606-9

Ⅰ.①向… Ⅱ.①同… Ⅲ.①高血压—防治 Ⅳ.
①R544.1

中国版本图书馆CIP数据核字（2016）第132363号

书　　名	向高血压说不：防治高血压看这本就够了	
著　　者	同美荣	
责任编辑	张沛烨	

出版发行　西安交通大学出版社
　　　　　（西安市兴庆南路10号　邮政编码710049）
网　　址　http://www.xjtupress.com
电　　话　（029）82668805　82668502（医学分社）
　　　　　（029）82668315　（总编办）
传　　真　（029）82668280
印　　刷　廊坊市华北石油华星印务有限公司

开　　本　880mm×1280mm　1/32　印张　9.125　字数　195千字
版次印次　2017年4月第1版　　2017年4月第1次印刷
书　　号　ISBN 978-7-5605-8606-9/R·1251
定　　价　39.80元

读者购书、书店添货、如发现印装质量问题，请通过以下方式联系、调换。
订购热线：（029）82665248　82665249
投稿热线：（029）82668805
读者信箱：medpress@126.com

推荐序

　　血压就像一把双刃剑，它是维护人体健康不可忽视的因素。如何看透它的本质，去除病根是一门学问。

　　据统计，我国的高血压病患者已经超过了3.3亿人，每3个成年人中就有1个高血压病患者，并且每年正以相当快的速度迅速增加。高血压是引起脑卒中、冠心病和肾功能衰竭的重要危险因素。

　　本书就是通过对高血压进行寻根溯源，以通俗易懂的语言和科学趣味的漫画，向读者传达普通大众必须了解的高血压常识，以及简单易行的控制、改善高血压的方法，达到有病治病、无病防病的目的。

　　阅读本书，你还能学到一种健康态度，这种态度在日常生活、工作中让你受益无穷！

序

　　随着城市化进程的加速，生活水平的日益提高，人们的生活工作压力也随之增加，大多数人都处在精神紧张、情绪波动大的状态下。加上快节奏的生活和常年养成的不良生活以及饮食习惯，使患"富贵病"的人群不断变得庞大。而最常见的高血压病，已经在不经意间成为严重危害身心健康，使人猝然毙命的"隐形杀手"。

　　但是，很多患者由于认识不够，造成诊断、治疗不及时，最终导致高血压病情急剧恶化，引发脑卒中、冠心病和肾功能衰竭等。更有甚者，直到出现了严重的并发症才知道自己患有高血压病。日益增加的高血压病并发症死亡率，也给患者及其家人带来无可弥补的伤害。

　　看透它的本质，去除病根，能够正确认识、对待、治疗高血压病已经成为一门重要的学问。本书着眼于实用，从认识血压、血压的形成、血压与高血压等，对高血压进行寻根溯源，系统而全面地介绍了高血压的相关知识。在此基础上，针对其采用实际可行的治疗方法。全书语言通俗易懂，逻辑性强，更好地向读者传达了高血压常识，真正把高血压彻底说清楚。

目　录

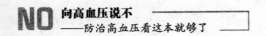

第一章

你认识血压吗

什么是血压

体循环动脉血压简称血压。血压是血液在血管内流动时，作用于血管壁的压力，它是推动血液在血管内流动的动力。由于血管分动脉、毛细血管和静脉，所以，也就有动脉血压、毛细血管压和静脉血压。

日常生活中测量的血压是动脉血压，也就是（如肱动脉）上测得的血压值。

动脉血压又分为收缩压和舒张压。当心血液从心室流入动脉所产生的压力称为收缩压，此时血液对动脉的压力最因此也叫做"高压"；而当心室舒张时，动脉血管会产生弹性回缩，此时血液在体内的对血管壁的压力降低，血压此时的压力称为舒张压，也叫"低压"。

国际上血压的计量单位是千帕（kPA）和毫米汞柱（mmHG）。千帕的计数方法误差大，影响数量的准确性，科研中主要使用毫米汞柱。我们也习惯用毫米汞柱来计量血压。千帕和毫米汞柱的换算标准是：1千帕=75毫米汞柱，1毫米汞柱=0.133千帕。

认识血压的生理作用

血压主要的生理作用是供应人体各组织器官一定的血流量，使各组织器官得到所需要的氧气和各种营养物质，并排出代谢废物，保持机体正常的生理功能。正像水由高处向低处流一样，血液也是由压力高的地方往压力低的地方流。所以，动脉血压必须维持一定的压力，和静脉血压之间有足够的压力差，才能保持组织器官有足够的血流，使机体维持正常的生理状态，否则就会诱发各种疾病，甚至死亡。如血压过高会造成心脏负担过重，容易出现心力衰竭；长期的血压过高也可使血管壁的结构发生变化，导致血管硬化，甚至血管破裂出血等。而血压过低，器官组织的血流供应不能保障，可出现相应组织器官的功能减退、缺血坏死，甚至休克死亡。

血压的另一个生理功能是协助机体调节器官血管的血流量。在各种不同的生理情况下，机体可以通过调节各器官的阻力血管的口径，改变其血流阻力，从而调节各器官的血流量，使心脏射出的血液在各器官之间的分配能适应当时情况下整个机体的需要。但是，这种调节的前提是血压不仅要有一定的高度，而且要保持相对稳定。也就是说，血压相对稳定的情况下，某一器官的血管扩张才能使该器官的血流量相应地增加。如果某一器官的血管虽然扩张，但同时血压却明显降低，则该器官的血流量并不能增加，反而有可能降低。

影响血压的调节系统有哪些

医学研究人员发现，人体内有三个特殊的血压调节系统影响着血压的升降。

压力感受器机制

正常人心脏、肺、主动脉弓、颈动脉窦、右锁骨下动脉起始部均存在有压力受体（感受器），位于延髓的血管运动中枢可以接受来自感受器的冲动，同时也可以接受来自视丘下部和大脑皮层高级神经中枢的冲动。汇集到血管运动中枢的冲动，经过调整处理，通过传出神经到达效应器，起着调节心率、心排出量及外周阻力的作用。当血压升高时，压力感受器兴奋性增强而发生冲动，经传入神经到达血管运动中枢，改变其活动，使降压反射的活动增强，心脏收缩减弱，血管扩张，外周阻力下降，血压下降并保持在一定水平；当血压降低时，压力感受器将冲动传入血管运动中枢，使降压反射活动减弱，心脏收缩加强，心输入量增加，血管收缩，外周阻力增高，血压升高。另外，在颈动脉窦和主动脉弓附近存在着化学受体（感受器），对于血液中的氧和二氧化碳含量极为敏感。在机体缺氧状态下，化学感受器受到刺激后反射性地引起呼吸加速，外周血管收缩，血压上升。

容量压力调节机制

当动脉血压下降时，刺激球旁细胞分泌肾素，激活肾素、血管紧张素，钠和水的回吸增多，直至血容量增加血压回升为止。相反，如血压升高，则钠和血容量缩减，心排出量减少，血压恢复正常。

体液调节机制

血液和组织中含有一些化学物质，对心肌、血管平滑肌的活动以及循环血量均有调节作用。儿茶酚胺类（肾上腺素、去甲肾上腺素等）、肾素、血管紧张素、抗利尿激素等具有收缩血管作用，可使血压升高。缓激肽、前列腺素E、心钠素等具有较强的扩血管作用，使血压下降。

第二章

你的血压正常吗

正常人血压每天变化走势

血压和身高、体重不同，它在一天中不是恒定不变的，而是随着情绪变化、躯体活动等呈现缓慢且较大的日规律性变化。那么，正常人血压一天内是怎么变化的呢？

一般来说，正常人血压在睡眠中比较低，其中午夜0-3点时最低，之后开始呈现上升状态，早晨起床后迅速上升，上午8-9点会达到一个高峰值，然后渐渐回落，到下午5-6点时又会再次达到一个高峰值，此后继续逐渐下降，最终在午夜降至最低点。正常人血压白天基本处于相对较高的水平，而晚上则相对较低。

如果这种波动处于一个正常的波动范围，是不会影响人的健康的。有些人在测量血压时，在人体血压的高峰期测得血压的高峰值，也不要担心。

一年四季血压怎样变化

血压的变化走势除了每日正常走势外，也会随着季节的更替而有所变化。

一般来说，血压在春、秋两季变化不是很大，冬季会明显升高，夏季会有轻度降低，这一情况在北方地区尤其明显。一般冬季血压要比夏季收缩压高12毫米汞柱，舒张压高6毫米汞柱。这主要是因为气候不同、气温不同而引起的。

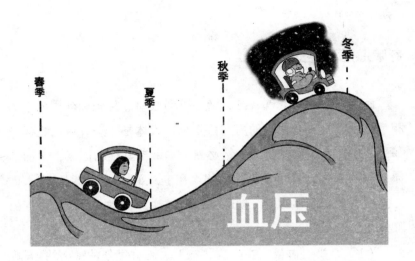

　　冬季气候寒冷，气温下降。一方面，体表血管冷缩而变小，当血液要流过血管时，便会受到阻力，这时心脏就必须增加力量，才能使血液顺利通过，而压力一增加，血压也就随之升高了。另一方面，血液中的肾上腺素浓度升高，会使心率加快、心排血量增加，导致血压升高。有证据表明，气温每降低1℃，收缩压升高约1.3毫米汞柱，舒张压升高约0.6毫米汞柱。夏季则恰恰相反，由于天气炎热，气温升高，血管扩大，心脏也就不需要为把血液输送出去而增加力量，心脏力量减弱，血压也就会降低了。另外，夏天容易出汗、血容量下降等原因也会使血压降低。有些高血压病患者在冬天常会因寒冷刺激，导致血压急剧上升而发生脑卒中，而另外一些高血压病患者在夏天没有适当调整降压药物可发生低血压现象。老年人更容易出现血压季节性变化，而且比年轻人变化幅度更大，因此，老年人尤其要注意冬季做好相关防护措施。

影响血压稳定的因素

血压似海潮，有涨有落，随心脏的收缩、舒张和外周的阻力相互作用，呈现有规律的周期性变化。人体是一个有机的整体，如果其中一个因素发生改变，必然会影响到其他的因素，进而引起血压的变化。具体来说，影响血压变化的因素主要有5个，即心排出血量、循环血量、动脉管壁的弹性、心率以及外周血管的阻力。

（1）心排出血量。在安静状态下，心脏每分钟输出约4升血液，当参加大运动量活动时，每分钟输出量可达30~40升血液，导致血压升高。同样，当心排出血量减少时，血压即下降。

（2）循环血量。如大出血致循环血量减少时，对动脉的压力亦相应减少，而使血压降低；增加循环血量时，如输血，可加大对动脉的压力，而致血压升高。

（3）动脉壁的弹性。动脉管壁含有相当多的弹性组织，能使其扩张和回缩。当心脏在两次搏动之间休息时，动脉管壁的压力仍未降到零，可靠其回缩的压力，保持血液持续地而不是喷射性地流入毛细血管和静脉。同时小动脉正常处于中等程度的收缩状态，形成了一定的阻力，有助于维持正常血压。血管弹性减少则阻力加大，血压也随之发生改变。

（4）心率。如果心率加快，而每搏输出量和外周血管阻力均不变，由于心脏舒张期缩短，则流至外周的血液即减少，心脏舒张期末主动脉存留的血量增多，舒张期血压就高。由于动脉血压增高可使血流速度加快，因此在心脏收缩期可有较多的血液流至外周血管，收缩压的升高不如舒张压升高得明显，脉压较心律增快前降低。相反，心率减慢时，舒张压降低的幅度较收缩压较低的幅度大，则脉压增大。

（5）外周血管的阻力。如心排出血量不变，而外周阻力加大，则心脏在舒张期血液向外周血管流动的速度减慢，舒张期末时存留在主动脉的血量增多，故舒张压增高。与此同时，在心脏收缩期，由于动脉压升高，使血流速度加快，因此收缩压的升高不如舒张压升高明显，故脉压也相应减少。反之，当外周血管阻力减少时，舒张压的降低比收缩压的降低明显，脉压加大。可见舒张压的高低主要反映外周血管阻力的大小。

正常人的血压值与高血压的标准规定

人体的血压既然有一定的波动性，那么正常人的血压值又是怎样规定的呢？血压升高到什么高度，才算是高血压呢？

正常人的血压与高血压之间是连续性的，二者之间并无明显的分界线，其道理与血压具有波动性是一样的。所不同的是，高血压是人体维持必要脏器的血流量供给的功能发生异常的一种生理-病理现象。所以，我们所讲的正常人的血压和高血压，是根据人体的生理及病理表现，并通过对人群血压的普查结果，人为地划分的。正因为这样，各国所规定的正常人的血压值及高血压的标准，是互有差异的，且计算的方法也不完全相同。

目前，我国采用的血压分类和标准以1999世界卫生组织（WHO）公布的血压标准为依据，具体见下表。

血压的定义和分类

类别		收缩压（mmHg）	舒张压（mmHg）
正常血压		<120	<80
正常高值		120～139	80～89
高血压	1级（轻度）	140～159	90～99
	2级（中度）	160～179	100～109
	3级（重度）	≥110	≥180
单纯收缩期高血压		≥140	<90

当收缩压和舒张压分属于不同分级时，以较高的级别作为标准。

血压处于正常高值者应在日常生活中注意以下问题：

（1）保持健康心理，克服紧张急躁情绪，正确处理好各种关系及突发事件，遇事切忌大喜、大悲、大怒，避免外界刺激使血压升高。

（2）保证充足睡眠及良好作息规律，维持神经、内分泌系统的正常功能，稳定血压。对经常失眠者可适当使用镇静安眠药物。

（3）进低盐低脂饮食，多吃新鲜蔬菜、水果、鱼类。体重超标者应适当减少热量摄入，控制体重；便秘者应注意多食富含纤维素的食物，养成定时排便的习惯。

（4）吸烟能导致冠状动脉及小动脉痉挛，诱发血栓形成，应坚决戒烟。由于过量饮酒，尤其是过量饮高浓度酒会使血压升高，应少饮或不饮酒。

（5）坚持适量体育锻炼，以加强新陈代谢，改善心血管功能。传统的保健运动如气功、太极拳等，对调整人体新陈代谢，保持正常血压有良好作用，长期坚持，可以预防高血压，对已有的高血压病也有治疗作用。

学会判断假性高血压

日常生活中，有些人会出现头晕眼花、耳鸣、心悸、眼花、注意力不集中、记忆力减退、手脚麻木、疲乏无力等现象，用血压计从体外间接测量时，血压升高，他们会以为自己患上了高血压，于是开始到处求医问药。实际上，高血压有"真性"和"假性"之分。假性高血压是指间接测量时血压很高，但用直接法测量却都正常。这是因为，间接测量只是在外部监听动脉搏动音，如果动脉壁有硬化现象，则只有用很高的压力才能压扁管道，从而阻断血流。所以，为了确诊病情，最好采用直接动脉内测压的方式。同时告诉大家，如果患者为假性高血压，也不必整天愁眉苦脸。为了更清楚地了解哪些高血压属于假性高血压，下面就分别介绍。

1.临界高血压

临界高血压，又称为边缘性高血压，它的标准为：收缩压130～139毫米汞柱，舒张压85～89毫米汞柱。

可以判断，临界高血压不属于高血压范围。但要注意的是，临界高血压中有20%可能会变为高血压。

2.高原性高血压

高原性高血压是指在海拔较低地区时血压正常，而到海拔3000米以上高原后，血压持续升高超过正常标准，并且还伴有高血压症状，排除其他原因所导致的血压升高，主要是由于缺氧所导致的。

3.波动性高血压

波动性高血压，就是指血压常在正常血压、临界高血压以及高血压之间变动。血压本身就具有波动性，因而，一次很难准确地测出个体的血压水平，需要重复检测血压来判断是否是真性高血压。

4.潜在性高血压

有些人一旦受到某种刺激或应激负荷后，血压过就会增高并且超过正常范围，医学上称之为潜在性高血压。这种血压升高的现象是因为身体的降压机能或者升压机能的功能不全或者过度亢奋所造成的。一旦这种功能不全、过度亢进得不到有效地调节，就会使血压继续升高，并使机体的升压、降压机能的调节量发生改变，形成潜在高血压的病变过程。

血压为何持久"高位"

很多人都烦恼血压降不下去，影响身体健康，那么，我们要了解，血压为何持久高位呢？

1.血管内皮细胞功能障碍

正常情况下，血管内面衬着一层很薄的内膜，能调节血管的收缩舒张功能，推动血管内的血液继续向前流动。当人体血管内皮细胞出现功能性障碍，血管的弹性和张力就会下降，增加血液循环阻力，从而导致血压升高。

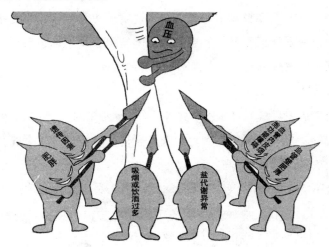

2.血管壁肥厚

长时间的血管收缩可引起血管壁肥厚，影响血液正常循环，产生高血压。

3.盐代谢异常

盐分的代谢异常，造成钠在体内积聚，导致血管平滑肌细胞对去甲肾上腺素、血管紧张素Ⅱ等的反应性增强，易引起外周血管阻力增高，引发高血压。此外，钠潴留还会使细胞外液量增加，引起心排血量增高，引发高血压。

4.吸烟或饮酒过多

研究发现，每日饮酒达78毫升的人患高血压病的几率是非饮酒者的2倍。这是因为饮酒可使小动脉管壁变厚，持续收缩并逐步硬化，从而导致血压升高。

烟草中含有的大量尼古丁会刺激心脏和肾上腺释放出大量的儿茶酚胺，这种物质会加速心脏的跳动速度使血管收缩，引起小动脉硬化，提高血胆固醇和低密度脂蛋白的含量，从而加速动脉粥样化的进程，与高血压的产生有着密不可分的关系。

5.肥胖

肥胖者发展成为高血压病患者的危险性是正常人的8倍。由于大多数肥胖者合并有高胰岛血症，胰岛素使血管壁蛋白质合成，从而加厚血管壁，使交感神经活性增强致钠盐潴留，增加血管压力，引发高血压。

此外，肥胖人群体内的脂肪组织远高于正常人，对血液循环需求量大大增加，心脏长期处于高强度工作状态最终导致左心室肥厚。过多的脂肪还会造成血液在小动脉中的流动受阻，致使小动脉硬化，同样会造成血压上升。

6.遗传因素

高血压病具有一定的遗传性。子女与父母的血压最为相似，如果父母的血压正常，那么子女患高血压病的概率就相对较小；如果父母中有高血压病患者，那么子女患高血压病的概率就会明显增加。

高血压的遗传基因又分为主基因和副基因，携带主基因者会随着年龄的增长产生高血压病；携带副基因者除非因为其他病症才会引发高血压，否则不会自行病发。

7.肾素-血管紧张素系统功能增加

人体存在多个调节血压的激素内分泌系统，其中肾素-血管紧张素系统最为重要。如果这个系统的功能亢奋，就会产生过多的刺激强烈收缩血管的物质，致使血压升高。此外，这种物质还会使血管壁增生肥厚，间接导致高血压的发生。

8.情绪影响

人类的各种激动或紧张的情绪，容易引起高级神经活动的紊乱，进而导致用以调节血压的高级植物神经中枢紊乱，使血液中儿茶酚胺等物质浓度增加，促使小动脉痉挛收缩，最终引起血压升高。

9.缺钙

据近年来的研究发现，人体钙含量也会影响到血压的高低。当人体缺钙时血管壁会发生松弛，导致尿钾过量排泄，使人体内钾离子含量降低，对细胞膜稳定性降低。当人体缺乏钾离子时，钠离子的含量就会相对增加，进而导致血压升高。

10.衰老

老年人摄入的盐较多，但机体的排钠能力较差，导致体内的钠离子含量较高；由于代谢缓慢，部分老年人通常又有脂肪堆积及向心性肥胖症、较高的肾上腺素水平和高于常人的动脉粥样硬化等症状，这些症状也会诱发高血压。

血压降到什么状态最理想

高血压病患者药物降压治疗的目的，是为了减少和防止并发症的发生；而已患有心、脑、肾并发症的高血压病患者，在降压的同时，还必须考虑到组织的血液供应能否满足靶器官的需要，因此，降压的程度和速度，也是一个十分重要的问题。

血压水平是否适宜，应视患者的年龄、高血压的严重程度、有无并发症及是否患有其他疾病等综合判断。

（1）老年高血压病患者因为小动脉硬化，一般以收缩压单独升高为主要表现，使收缩压逐步下降到150~160毫米汞柱，并维持在此水平即可。若同时伴有舒张压升高，则宜将舒张压控制在85～90毫米汞柱，如果患者年龄超过80岁，而舒张压升高不明显，可以视情况采取相关措施。

（2）一般高血压病患者若没有严重并发症者，可将血压降至正常范围，即140/90毫米汞柱。

（3）儿童及青少年高血压应将舒张压控制在90毫米汞柱以下。儿童及青少年对高血压的耐受性较强。一般不易发生脑卒中和心肌梗死等，降压治疗不必过速，数周或数月将血压降至正常即可，并应将治疗的重点放在寻找高血压的病因上。

（4）若病程长，并发有冠心病的患者。舒张压不宜降至90毫米汞柱以下，以免诱发急性心肌梗死。

（5）合并有脑供血不足，或肾功能不全，降压不宜过低，并应遵循逐步降压的原则。

（6）对于需要立即降压处理的高血压急症，如高血压脑病、急性左心衰竭并发肺水肿、急性心肌梗死等，应一般在1小时内给予降压。但降压幅度应有一定限度，一般不超过25％～30％，或根据治疗前水平，使收缩压下降50~80毫米汞柱，舒张压下降30~50毫米汞柱，不要求迅速降至正常。

（7）高血压并发糖尿病时，为了延缓糖尿病小血管病变的进展，血压可适当降低些，具体要求如下：舒张压大于100毫米汞柱者，降到90毫米汞柱；舒张压为90～100毫米汞柱者，进一步降低10毫米汞柱，最好能降至120／80毫米汞柱。

第三章

高血压的可怕之处在哪里

脑血管意外

与多数西方国家高血压的主要并发症是冠心病不同，我国高血压的主要并发症是脑血管意外，它为心肌梗死的5倍。高血压病患者发生脑血管意外比正常血压者高6倍。

什么是脑血管意外？脑血管意外又叫脑卒中，是脑中风的学名。它是指持续时间超过24小时，突然发作的局部或全脑功能障碍，主要症状表现为半身不遂、口眼歪斜、语言不利等。脑血管意外包括脑出血性疾病和脑缺血性疾病。其中，脑出血性疾病包括脑出血和蛛网膜下腔出血，脑缺血性则包括脑血栓和脑栓塞。

脑血管意外的发生和预后与高血压的程度及其持续时间的长短有密切关系。据统计发现，不论出血性脑血管意外或缺血性脑血管意外，均以收缩期与舒张期血压升高所占比例最大，其中以收缩期高血压为主。而单纯性收缩期高血压易发生缺血性脑血管意外，尤其是老年人，其卒中病死率亦较其他高血压并发症率高。

为什么高血压病患者易患脑血管意外呢？因为脑部小动脉收缩程度与血压增高程度有密切关系。一般来说，血压升高程度轻且持续时间短，不致引起严重脑部病变。如果血压持续中等程度以上的升高，则可导致脑部小动脉肌肉层玻璃样病变和管腔变硬，使脑部小动脉失去了随全身血压波动而收缩和扩张的机能，当血压下降时即可引起脑部灌注不足而导致脑组织缺血；当血压升高时可引起脑血流灌注过度增高而导致脑充血、水肿或出血。

肾动脉硬化

肾动脉硬化是指由于肾动脉及分支和（或）小动脉的硬化而影响肾血管功能的一类疾病。根据病情进展的快慢分为良性小动脉性肾硬化与恶性小动脉性肾硬化。

良性小动脉性肾硬化多见于50岁以上患者，与高血压关系密切。高血压引起全身和肾脏血管功能的改变，主要表现为：高血压时肾血流量降低，肾小球滤过率降低，对容量过度负荷时可促进利钠反应，伴明显的心排量增加。对液体过度负荷时肾血管扩张加重。由于血管收缩增加而致血管阻力增大或血管结构改变可使管径缩小。最终使得肾脏缺血、萎缩，引发肾功能不全，甚至尿毒症。

恶性小动脉硬化症和恶性高血压是互为因果的，恶性高血压时的小动脉病变，是全身性的，不局限于肾脏，所以肾脏的血管病变可能是全身性血管病变的一个组成部分。

恶性高血压以两种情况出现：一种是高血压病史多年，原为良性高血压，几周到几个月内转变为急进型；另一种是以往无明显高血压病史，起病就是恶性、急进型表现。恶性小动脉性肾硬化症可以是原发性的，也可以继发于各种疾病，如原发性高血压、急性肾小球肾炎、肾动脉狭窄等。在恶性小动脉性肾硬化症中，肾素-血管紧张素高血压均增加血管通透性，使纤维蛋白原得以渗入小血管壁，产生坏死性小动脉血管壁内纤维蛋白样物质。肾小动脉纤维样坏死进一步加重肾缺血，形成恶性循环，导致肾功能衰竭。

心血管疾病

心血管疾病是一系列循环系统疾病的统称，主要包括心脏和血管，其中血管包括动脉、静脉、微血管。心血管的发病原因一般都与动脉硬化有关，而高血压能促进动脉粥样硬化的发生，具体情况需要根据具体的病症来加以分析。

高血压引发的心血管疾病主要有两种：高血压性心脏病和冠心病。

1.高血压性心脏病

高血压性心脏病是指由于长期外周血管阻力增高，造成心脏、冠状动脉、主动脉的一系列结构和功能的改变，包括左室肥厚、左室功能异常、左心扩大、主动脉根部扩张、主动脉夹层、冠状动脉血流储备下降、心房颤动、室性心律失常甚至猝死等。据2002年统计数据，中国18岁以上成人高血压患病率达18.8%。

高血压病患者由于长期外周血管阻力增高、心脏排血负荷加重，导致左室壁应力发生改变，后者刺激肌小节增加蛋白质合成，使心室发生向心型肥厚，以维持心脏正常排血量。

肥厚心肌弹性下降，舒展性减低，导致左室舒张末压和左房压增高、左房扩大，因此，容易发生房性期前收缩和心房颤动、舒张性心力衰竭和急性肺水肿；肥厚的心肌需氧量增加，基础状态下冠脉血流量增加，但单位重量的心肌冠脉血流量正常。运动或严重心肌肥厚时，冠脉血流储备下降，运动时可诱发心肌缺血。

高血压伴心肌肥厚的患者可发现壁内小血管也有病变；长期的后负荷加重和心内膜下缺血、缺氧刺激胶原生成增加，心肌纤维化形成，最终心脏发生离心型肥厚和左心室收缩功能减退。心肌纤维化也是高血压性心脏病患者室性心律失常甚至猝死的重要原因。

多数高血压病患者即使在发生左室肥厚之后，可仍无心脏自觉症状，部分患者可有下列表现。

（1）心悸、心慌：是高血压性心脏病患者较早期的心脏症状，多与交感神经功能亢进、心脏收缩过强，或与发生房性、室性心律失常有关。

（2）劳累性胸闷、气短：原因可能是高血压所致冠脉血流储备下降，运动时诱发了心肌缺血；也可能是由于舒张功能障碍、左房压力增高，运动时导致短暂性肺充血。

（3）急性肺水肿：是由于高血压病患者在情绪波动或劳累后血压急骤增高致左心室排血受阻、左房压大幅增高，从而发生严重肺充血。

（4）胸痛：突然、严重的撕裂样胸痛，可能是主动脉夹层的表现，一般不伴有心电图和心肌酶的异常变化，除非夹层累及冠状动脉。高血压伴有冠心病或冠脉血流储备下降患者，会出现心绞痛样胸痛。

（5）晕厥：指短暂的意识丧失。原因可能是由于可恢复的严重室性心律失常，也可能是由于并发脑血管病。

（6）慢性充血性心力衰竭：严重舒张功能不全的患者可出现慢性心力衰竭的症状。当左室离心型肥厚、左室收缩功能减退时，心力衰竭症状加重，病情进行性发展，预后差。

2.冠心病

约70%的冠心病患者有高血压病史。冠心病的发病率和死亡率随舒张压的升高而增加，单纯收缩压升高也可使冠心病的危险性增加。血压升高能促进动脉粥样硬化的发生，而硬化的动脉又使血压更加升高，进一步加重心脏的负担和损伤。

血压越高，对动脉管壁的压力也就越大。过高的血压对动脉壁的压迫和血流对动脉壁的冲击作用，可使动脉内膜发生机械性损伤。同时，过高的血压对管壁的压迫作用使动脉壁的营养发生障碍，也间接促进了动脉内膜的损伤。另外，当血压升高达一定程度时，可反射性地引起动脉收缩和痉挛，尤其是中、小动脉。由于动脉收缩和痉挛，一方面使管腔狭窄，血流减少；另一方面又加重了高血压，并加速动脉粥样硬化的形成。

高血压对心脏血管的损害主要表现为对冠状动脉的损害。由于血压增高，冠状动脉血管扩张，刺激血管内皮下平滑肌细胞增生，使动脉壁弹力纤维、胶原纤维和黏多糖增多，减少了对动脉壁上胆固醇等物质的清除。冠状动脉粥样硬化后致管腔狭窄，心肌血供随之减少，心肌长期缺血、缺氧，从而导致冠心病的形成。

另外，高血压造成的神经内分泌紊乱，使儿茶酚胺释放增多，可直接损伤动脉血管壁，使冠状动脉痉挛，促使冠状动脉粥样硬化的形成。

心力衰竭

高血压心力衰竭主要是左心室衰竭，但在晚期也可表现为全心衰竭。左心室衰竭症状主要与心排血量减低、肺循环淤血有关，表现为呼吸困难，开始为劳力性气短，逐渐在休息安静时也可感到活动能力减退。病情进一步发展，可出现阵发性夜间呼吸困难，夜间熟睡后，突然胸闷、气促而憋醒，短暂坐起或立位后就能缓解；有时也伴哮喘，即心源性哮喘。左心功能不全严重时，平卧时呼吸困难明显而取半卧位或坐位方可缓解；因肺泡、支气管黏膜淤血，还可能出现咳嗽、咳痰和咯血；由于心排血量降低可出现倦怠、乏力等，严重时有脑缺氧症状。

高血压是导致心力衰竭的主要病因。持续的高血压会损害心脏，造成心室重构。主要表现为心肌重量、心室容量的增加和心室形态的改变。从而导致急性心排血量明显降低，出现急性左心功能不全，并可进展为心力衰竭。

其中，左心衰竭的体征是：患者心率增快，心尖部可闻及舒张期奔马律。左心室显著扩张时心尖部第一心音减弱，收缩期有吹风样杂音，可出现交替脉。两肺可闻程度与范围不等的湿性啰音，也可有干啰音及哮鸣音。严重患者出现发绀，此时血氧分压及血氧饱和度明显降低。

左心衰竭发展到全心衰竭时，则可出现体循环淤血的右心功能不全，表现为多脏器淤血、功能减退，如水肿、消化道症状、肝脏肿大压痛、少尿、颈静脉怒张、静脉压升高等。

第四章

注意！高血压预警信号

肢体麻木

高血压病患者常常会出现手指、脚趾麻木，如有小虫子在皮肤上爬行以及项背部肌肉紧张、酸痛的现象。这主要是因为高血压病患者血管舒缩功能出现紊乱，或者动脉硬化，从而导致肢体局部出现供血不足的现象。最初表现为局部肢体麻木，之后逐渐扩大范围。长时间的供血不足还会出现手指不灵活、乏力、跳痛、抽筋等症状。

高血压病患者应敏感地察觉这些轻微症状，及早发现病情，以便得以治疗。否则，长期下去，高血压不能得到良好的控制，就会越发严重，甚至会损伤脑血管，出现脑血管意外，甚至引发中风，严重影响正常的生活。

头晕、头疼和烦躁、心悸、失眠

头晕、头疼是高血压病患者最常出现的症状。

高血压头晕可分为突发性和持续性两种。突发性头晕往往发生在突然蹲下和站起时，而持续性头晕则会出现在任何时段，无论是突发性还是持续性头晕都会造成人体的不适感，影响患者的正常生活起居、工作、学习和思考，严重的还会导致患者对周围事物失去兴趣。

　　高血压性头疼通常是由于血压升高使血管的舒缩功能失常而引发的，一般发生在早晨睡醒后，但患者在起床、吃饭和活动后，这种疼痛就会有所缓解。与一般头痛不同，由高血压引起的头疼，部位多出现在太阳穴和后脑勺，患处会产生持续性的钝痛感或搏动性胀痛，严重的还会在颈后产生搏动的感觉。

　　此外，高血压病患者一般都比较敏感，容易受到外界的刺激，产生焦躁、情绪起伏较大的现象。同时，由于高血压引起大脑皮层功能紊乱以及植物神经发生失调，还会导致患者出现入睡困难、早醒、多梦以及心悸的症状。

注意力不集中、记忆力减退

　　虽然早期高血压病患者没有明显的表现，但是一旦病情加重，患者就会出现注意力不集中和记忆力减退的情况，具体表现为：对旧事记忆如新，而对近期发生的事记忆不清。

　　记忆力减退多出现在45岁以上的人群中。高血压与记忆障碍有关，其原因可能是过高的舒张压损害大脑的一些小动脉所致。据研究发现，舒张压每升高10毫米汞柱，出现记忆障碍的可能性就增加7%，在高血压病患者群体中，舒张压高的人较舒张压正常者更易出现认知受损，或产生记忆力减退或注意力不集中的问题。一般来说，通过预防或治疗高血压，就可以预防认知功能障碍。

第五章

你做了这些检查吗

初次体检

高血压的初次检查一般很简单，内容也包含了普通体检的一些项目，如身高、体重、腰围和眼底等。初次检查是非常必要的，能够检测出导致高血压的潜在危险，如肥胖、血压不稳等，以便能及早采取措施治疗。高血压病患者在进行初次检查时，应尽可能查完以下几个项目。

1.血压

对于高血压病患者来说，血压是一定要检查的项目。准确地了解血压的波动情况，有助于病情的控制，能够降低高血压并发症的发生。检测血压时，患者一般采取坐位或者卧位，取两侧血压值，经过对比核实后，取较高值。

2.身高、体重及腰围

测量身高、体重和腰围是为了检查患者是否肥胖，肥胖是导致高血压的重要危险因素，尤其是向心性肥胖。

3.眼底检查

眼底视网膜的病变可以反映出高血压病的严重程度。如果视网膜小动脉普遍或局部变窄，表示高血压病的病情程度为中度；视网膜出血或渗血，或发生视乳头水肿，表示其病情严重。

4.胸部线检查

胸部X线检查主要目的是检查心肺情况。高血压病患者可见主动脉，尤其是升主动脉、主动脉弓部纡曲延长，升主动脉、主动脉弓或降主动脉扩张。出现高血压性心脏病时有左室增大，有左心衰竭时左室增大更明显。全心衰竭时则可左右心室都增大，并有肺瘀血征象。肺水肿时则见肺间质明显充血，呈蝴蝶形模糊阴影。应常规拍片检查，以便前后检查时比较。

5.其他

如有无颈部血管杂音、颈静脉怒张或甲状腺肿大、腹部血管杂音及肿块、周围动脉搏动等，以排除继发性高血压病。

常规检查

高血压病患者在就诊时需要进行常规检查，其目的是为了鉴别是原发性高血压还是继发性高血压，并明确高血压病情的严重程度以及是否存在如高脂血症、糖尿病、痛风、冠心病、中风、肾功能不全等心、脑、肾并发症。根据正规医院的检查项目规定，高血压病患者应做下列常规检查。

1.尿常规及肾功能检查

检查尿蛋白、尿糖、血肌酐、尿素氮、血钾、尿酸水平以了解有无早期肾脏损害，高血压是否由肾脏疾患引起。若尿中有大量蛋白、红细胞、白细胞、管型细胞，则应视为慢性肾炎或肾盂肾炎所致的继发性高血压；若有少量蛋白质、红细胞、白细胞，则提示可能是原发性高血压所致的肾损害。

2.腹部B超

由于很多肾脏疾病可以引起高血压，高血压又会对肾脏造成损伤，因此建议高血压病患者最好都做一次肾脏B超检查，特别是双肾B超。

3.血液生化检查

血液生化检查包括肾功能、电解质、血脂、血糖、血尿酸、血纤维蛋白原等，可帮助明确高血压是否由肾脏疾病引起，判断高血压对肾脏的影响程度。

4.心电图检查

心电图检查有利于了解高血压病患者的心脏情况，如有无导致高血压病的心肌肥厚、心律失常或心肌缺血、左心室肥厚等。

5.静脉肾盂造影、肾动脉造影、肾图及肾静脉血浆肾素水平和活性的测定

如果怀疑为肾血管性高血压的患者，应做静脉肾盂造影、肾动脉造影、肾图及肾静脉血浆肾素水平和活性的测定。如果有条件，血、尿皮质醇与醛固酮水平的测定也应当一并纳入常规检查的项目中。

进一步检查

有条件或者需要进一步详查的患者可进一步检查动态血压24小时检测和超声心动图检查。

1.动态血压小时监测

记录一个人24小时每隔一定时间内的血压值。动态血压包括收缩压、舒张压、平均动脉压、心律以及它们的最高值和最低值、大于或等于140/90毫米汞柱等项目。动态血压监测能够比较敏感地反

映血压的实际水平、血压变异性和血压的昼夜节律，临床上可用于诊断顽固性高血压、发作性高血压或低血压、血压波动异常（同次或不同次）等疾病。

2.超声心动图检查

超声心动图是诊断左心室肥厚最敏感、可靠的手段。室间隔或心室后壁厚度>11毫米者为左是肥厚。高血压病时左心室肥厚多是对称性的，但有1／3左右以室间隔肥厚为主（室间隔和左室后壁厚度比>1.3）。室间隔肥厚常上端先出现，提示高血压时最先影响左室流出通道。超声心动图还可观察其他心脏血流、瓣膜和主动脉根部的情况等。

第六章

你是哪种类型的高血压

原发性与继发性高血压

从病因和临床的角度出发，可分为原发性高血压和继发性高血压两大类。

1.原发性高血压

原发性高血压是一种发病原因尚不能完全弄清楚的血压升高，通常起病缓慢，早期常无症状，可以多年自觉良好而偶于体格检查时发现血压升高，少数患者则在发生心、脑、肾等并发症后才被发现。高血压病患者可有头痛、眩晕、气急、疲劳、心悸、耳鸣等症状，但并不一定与血压水平相关，且常在患者得知患有高血压后才会注意到。体检时可听到主动脉瓣第二心音亢进、主动脉瓣区收缩期杂音或收缩早期喀喇音。根据原发性高血压病情和病程的进展速度，分为缓进型和急进型两个类型。

原发性高血压的特点是即使进行全面、细微的体检也一无所获。据悉，40岁以上的患者多属原发性高血压，而我们一般谈到的大部分高血压病患者也是指原发性高血压病患者。

在各类原发性高血压中，家族遗传性的高血压是最为普遍的。遗传性高血压是由于带有遗传特性的基因发生了变化引起的。遗传性高血压往往继发于一些很罕见而临床表现十分复杂的内分泌疾病，临床诊断很容易造成误诊或者漏诊，大多通过检测基因突变的手段来进行诊断。一般来说，凡是患有轻度高血压，或是有高血压病家族史的患者，医生会建议你采取一些额外的预防措施。比如，如果你的家族有高血压的遗传因素，那么，你罹患高血压的概率就高得多。无论是原发性的高血压，还是隐性高血压，都需引起注意。

2.继发性高血压

继发性高血压是指继发于其他疾病或原因的高血压，通常是由肾脏病、肝脏病或心脑血管疾病而引发的并发症，如原发性醛固酮增多症、嗜铬细胞瘤、肾血管性高血压、肾素分泌瘤等，可通过手术得到根治或改善。

为了及早发现并控制高血压，患者宜清楚继发性高血压的一些临床表现。

（1）无高血压病史，30岁以下出现血压升高。

（2）血压突然由正常开始升高，且呈发作性特点。

（3）体重、体态短期内明显变化。

（4）服用避孕药、糖皮质激素、非甾体类抗炎药等的患者，血压呈逐渐增高的趋势。

（5）胸腹部突然剧烈疼痛，同时大汗淋漓，伴有血压升高，肢体动脉搏动不对称，肾功能减退。

（6）伴有贫血、水肿、夜尿多、尿频、尿急、尿痛，以及周期性肢体麻痹、发汗、心悸等现象。

（7）查体发现颈部、腹部、背部有血管杂音或腹部有包块，颜面部及下肢水肿。

（8）化验检查有贫血，尿常规示红细胞、白细胞，蛋白及管型细胞，低比重尿等。生化检查血肌酐、尿素氮升高，低血钾、高血糖、高血脂等；代谢性酸中毒，24小时尿钾排出增多。

（9）上肢血压明显高于下肢或双上肢血压有明显差别，其差值超过10毫米汞柱（1.33千帕）以上。

（10）对降压药物反应不佳，或出现恶性高血压反应。

1级、2级、3级和单纯收缩期高血压

按照收缩压水平，高血压可分为1级、2级、3级和单纯收缩期高血压三种。

收缩压达到140～159毫米汞柱，舒张压到达90～99毫米汞柱，为1级高血压。

收缩压到达160～179毫米汞柱，舒张压达到100～109毫米汞柱，为2级高血压。

当血压达到110～180毫米汞柱时，即为3级高血压。一般认为，这种高血压表现为仅收缩压高于正常，而舒张压正常或低于正常，因而脉压增大。

单纯收缩期高血压多见于老年人大动脉硬化、动脉壁顺应性降低时。当患主动脉硬化、甲状腺功能亢进、主动脉瓣关闭不全（以上主要由于心搏量增加，后者尚有主动脉血液反流）等，也常伴收缩期高血压。收缩期高血压在发生心血管并发症及充血性心力衰竭中有其特殊的不利作用，抗高血压治疗措施能降低这类患者的血压。

缓进型高血压病、急进型高血压病

按轻重缓急分型可将高血压分为缓进型高血压和急进型高血压两种。

1.缓进型高血压病

缓进型高血压病亦称良性高血压病，多于中年以后发病，是高血压病中最常见的一种。特点是起病隐匿，病情发展缓慢，病程长达10～20年以上。早期常无任何症状，偶尔查体时发现血压升高。早期高血压的患者可表现有头痛、头昏、头胀、失眠、健忘、耳鸣、眼花、记忆力减退、烦闷、乏力、心悸等症状。这些症状部分由于高级神经功能失调所致，其轻重与血压增高程度可不一致，此外，可有鼻出血、月经过多和眼球结膜下出血。后期血压持续在较高水平，伴有脑、心、肾等器官的器质性损害和功能障碍。

2.急进型高血压病

所谓急进型高血压病是指病情一开始即为急剧进展，或经数年的缓慢过程后突然迅速发展，多在青中年发病。早期可以没有自觉症状，或仅有头痛，以清晨为重，并常因极度疲劳，精神过度紧张、寒冷刺激，更年期内分泌失调等诱因，使血压突然升高，舒张压超过130毫米汞柱（17 3千帕）以上，检查眼底可见视网膜出血、渗出或视乳头水肿，还可能出现心功能不全的表现，如心尖搏动明显，心脏扩大，但以肾功能损害最为突出，常有持续性蛋白尿、血尿、管型尿，并可合并微小动脉内溶血和弥散性血管内凝血，有时可出现溶血性贫血，往往提示病情危重。

老年高血压、妊娠高血压、肥胖高血压、儿童高血压、更年期高血压

高血压发生的人群不一样。对于一些特殊人群发生的高血压，具有显明的特点，我们要不同认识与对待。最主要的高血压病多发人群有以下几种。

1.老年高血压

世界卫生组织将老年人规定为年龄在65岁以上（我国规定为60岁以上）的。老年人高血压中一部分是由成年高血压延续而来的，另一部分是因动脉粥样硬化，弹性减退，收缩压升高而来。老年人高血压的标准现已改为和成年人一样，收缩压≥140毫米汞柱和（或）舒张压≥90毫米汞柱。照这个标准，老年人中可能有一半的人是高血压病患者，所以说治疗和预防血压升高对于老年人来说应该广受关注。

一般来说，老年人高血压具有如下特征。

（1）老年人高血压的收缩压波动比较大，这主要是因为那些老年患者血管压力感受器的敏感性减弱所造成的。

（2）老年人高血压易受体位变动的影响，体位性低血压的发生率会在抗高血压药物的治疗中逐步升高。

（3）老年人由于动脉硬化容易出现假性高血压现象，这类高血压病患者对抗高血压药物的反应较差，更易导致严重的并发症。

（4）老年人高血压主要以收缩压升高为主，对心脏危害性更

大，更易发生心力衰竭，同时脑卒中的发生也比较频繁。

（5）老年人β受体的反应性降低。因此，对β受体阻滞剂的耐受性较好，但会有引起心动过缓和充血性心力衰竭的危险。

（6）老年人对血容量减少和交感神经抑制会相当敏感，这可能与老年人的心血管反射损伤有关。

（7）老年人高血压的抗高血压药物的初始剂量应比年轻高血压病患者小，间隔时间也应比年轻高血压病患者长。因为老年高血压病患者降压速度不应太快，也不应降得太慢，否则就对老年高血压病患者的降压效用不利。

（8）老年人由于神经系统功能较低，在药物治疗时容易引发抑郁症，故应避免选用中枢神经系统有影响的抗高血压药物，如可乐定、甲基多巴等。

任何疾病的治疗，都必须先从寻找病因入手，只有这样，才能从根本上解除病痛。高血压病虽然不能彻底根除，但是，寻找病因也是治疗过程中的重要一步。老年高血压的发病原因如下。

（1）膳食高盐，老年人由于味觉功能减退，所以有很大一部分喜食含钠高的食品。

（2）老年人腹部脂肪堆积和向心性肥胖容易导致高血压。

（3）老年人存在胰岛素抵抗和继发性高胰岛素血症。

（4）老年人的交感神经活性高，血中肾上腺素水平比较高，但不易排出，易引起血压升高。

（5）老年人血管弹性降低，血管内膜增厚，常伴有动脉粥样硬化，这是老年人收缩期高血压的主要原因。

（6）老年人肾脏排钠能力降低。

上述原因往往会同时构成老年高血压的发病原因，这就需要老年患者积极采取各种治疗方法，从日常生活中的一点一滴，着手预防和治疗高血压。

2.妊娠型高血压

女性在怀孕的中后期，可能会出现妊娠高血压综合征的疾病（简称妊高征）。一般来说，妊高征的病临床表现为：全身水肿、恶心、呕吐、头痛、视力模糊、上腹部疼痛、血小板减少、凝血功能障碍、胎儿生长迟滞或胎死腹中。妊高征对孕妇和胎儿都具有一定的危害性，可导致抽搐、脑血管意外等。

经研究表明，容易导致妊娠高血压的因素有以下几种。

（1）年轻、初次孕育者或者高龄。

（2）对妊娠有恐惧感，精神过分紧张或受刺激，致使中枢神经功能紊乱。

（3）家族中有高血压史，尤其是母亲有重度妊高征史者。

（4）有肾炎、糖尿病病史者。

（5）有营养不良，重度贫血者或营养过剩，体型矮胖者。

（6）气候寒冷也是导致血压升高的因素之一。

（7）子宫张力过高，如羊水过多、多胎妊娠、葡萄胎等。

根据病情的轻重，妊娠高血压又分为轻度、中度、重度：

（1）轻度妊娠高血压是指血压≥140/90毫米汞柱，＜150/100毫米汞柱，或较基础血压升高30/15毫米汞柱，可伴轻度蛋白尿及水肿。

（2）中度妊娠高血压是指血压≥150/100毫米汞柱，＜160/100毫米汞柱，蛋白尿在（＋）或水肿，伴有头晕，无自觉症状。

（3）重度妊娠高血压主要表现为两种：一种是先兆子痫，即血压≥160/100毫米汞柱，蛋白尿在（++）~（++++）或水肿，伴有头痛、眼花、胸闷等自觉症状；另一种是子痫，指的是患者在妊高征基础上出现抽搐或昏迷症状。

3.肥胖型高血压

肥胖是指人体能量的摄入远远超过消耗，使脂肪过多蓄积的一种病理状态。一般衡量一个人的体重是否合适的标准之一是体重指数（BMI），它是利用体重除以身高的平方计算出来的，即体重÷身高^2（千克/平方米）。中年男性为21~245，中年女性为21~25。例如一个人的身高是1.7米，体重是70千克，他的体重指数计算的方法是70除以2.89等于242。

同时，肥胖者一般是指体重超过标准体重20%以上的人。在我国，成人的标准体重可用以下公式计算：标准体重（千克）=［身高（厘米）−100］×0.9。目前，超重与肥胖的诊断标准并未统一。WHO与国际肥胖协会建议亚洲成年人超重和肥胖标准分别定为体质指数为：BMI≥23千克/平方米和≥25千克/平方米。而我国成年人超重和肥胖的诊断标准分别定为：BMI≥24千克/平方米和≥28千克/平方米。

肥胖可以分为单纯性肥胖和继发性肥胖两大类。单纯性肥胖无明确病因，可能与遗传、饮食和运动习惯等因素有关，医学上也可把它称为原发性肥胖。继发性肥胖是指由于其他疾病所导致的肥胖。

尽管肥胖型高血压的严格定义应把肥胖作为高血压病因，肥胖发生在前，高血压发病在后，减重可使血压下降或接近正常。但事实上，原发性高血压病因极其复杂，对于大多数原发性高血压，体重均影响血压，减重有助于降压，因此，很难确定肥胖与高血压是单一因果关系。同时，体重是一连续变量，对于血压的影响并无切点，因此，肥胖型高血压泛指单纯性肥胖者伴有原发性高血压，从而阐明这类高血压在治疗上的特点。

肥胖型高血压的流行病学研究显示：高血压的患病率占人群的10%～30%。中国成年人高血压人群患病率近20%，在有的西方国家更高。而肥胖者占高血压病患者的30%～75%。有研究发现，无论是发达国家还是发展中国家，也无论年龄和体脂分布有何差异，个体收缩压和舒张压均与体质指数和腰围呈正相关。减轻体重后，多数肥胖高血压病患者的血压可下降。

肥胖可以引起一系列生理功能紊乱，如胰岛素抵抗、血脂异常、动脉粥样硬化、高血压和肾脏功能障碍。肥胖是原发性高血压的一个重要发病因素，其促使血压升高机制如下：①遗传因素。肥胖型高血压具有家族聚集性，因此，推测肥胖与高血压具有遗传性的内在联系。②神经-内分泌异常。胰岛素抵抗及高胰岛素血症，促进交感活性增加，血浆瘦素水平升高肾素-血管紧张素-醛固酮系统激活，尤其醛固酮分泌增加，这些神经内分泌紊乱，促进血管收缩、钠水潴留、血容量增加和心肌及血管重塑等。③糖脂代谢异常。肥胖常伴有糖脂代谢异常，包括糖耐量异常或糖尿病，三酰甘油和（或）胆固醇水平增高，促进动脉粥样硬化形成。④内皮功能障碍，使血管扩张及抗细胞增殖功能降低。

4.儿童高血压

儿童高血压是一种全身性疾病，指小儿在安静状态下，平均收缩压或舒张压超过该年龄、性别组的2个标准差以上或第95个百分位数以上，可确认为高血压。目前趋向于将血压在短期内急骤升高，超过最高限（>99个百分位数），伴心脏、肾脏、中枢神经系统等靶器官损害的重症高血压称高血压危象或称高血压危重症，而把不伴上述靶器官急性损伤的重症高血压称为"高血压急症"。

儿童高血压与成人不同，多为继发性。继发性高血压中80％与肾脏疾病有关，如肾实质病变的急、慢性肾小球肾炎，反流性肾病，过敏性紫癜性肾炎、结缔组织病伴肾损害、先天性肾发育不良、肾盂积水、多囊肾、肾肿瘤、溶血尿毒综合征、肾功能不全等以及肾血管病变的先天性肾动脉狭窄、肾动脉肌纤维病致肾动脉狭窄、多发性大动脉炎所致的肾动脉狭窄、肾动脉栓塞、肾动脉炎等。

对于儿童高血压的临床表现，大部分初起轻症患儿无自觉症状，少数有间歇性头痛、恶心、食欲不振，随着病情的发展出现脑、眼底、心血管、肾脏的病变，发生眩晕、视力障碍、惊厥、偏瘫、失语等急重症高血压表现。嗜铬细胞瘤患者有面色潮红、苍白、心悸、发热、多汗、震颤等表现，其中震颤可持续数分钟到24小时，发作后可出现严重的低血压。主动脉夹层动脉瘤患者可突然出现前胸撕裂痛，痛延及臂、颈、腹部及下肢，常伴血压显著升高。

高血压危象是一种表现为动脉血压急剧上升，以致引起急性暂时性脑功能紊乱的急症。患儿通常有剧烈头痛、恶心、呕吐、视力模糊，进而发生昏迷和惊厥，并出现暂时性局部性神经征象。

5.更年期高血压

妇女在进入绝经期或因手术、放射线破坏卵巢功能时，可出现一系列更年期自主神经功能紊乱的症状，如自觉一阵潮热、面红、出汗，发作次数不定，伴有心悸失眠、烦躁易激动、思维不集中、记忆力减退等。也可出现皮肤麻痒、头痛、眩晕、血压升高等。绝经期高血压主要为收缩压升高，且波动性较大，易受精神紧张和体力劳动影响，使血压波动。待度过绝经期之后，大多数可逐渐恢复正常。

体位性高血压、白大衣高血压、睡眠呼吸障碍性高血压、"肺性"高血压

在高血压的类型中，有些高血压是由某些特定的因素而导致的，是比较特殊的一些类型，认识并了解它们，能更好地判定自己的病情。比较常见的特殊类型高血压主要有以下几种。

1.体位性高血压

当患者卧位时血压正常，而立位时血压升高，并排除继发性高血压因素时称体位性高血压。体位性高血压的发病率尚无定论，一般多见于轻型与临界性高血压病。正常血压者及体位性高血压者的体位性舒张压升高均不超过10毫米汞柱，体位性高血压者收缩压则超过15毫米汞柱且常伴有体位性心动过速加剧。血浆肾素活性略高于持续性高血压，其发生主要与交感活性增高有关。

2.白大衣高血压

1999年WHO与国际高血压学会（ISH）在高血压治疗指南中指出，一些患者在诊室中所测血压始终增高，而在诊室以外环境时日间血压不高，这种情况称为"白大衣高血压"，也叫"单纯诊室高血压"。白大衣效应包括两个相反的方面：白大衣高血压指临床血压增高而动态血压监测正常，白大衣正常血压指临床血压正常而动态血压监测血压增高。

白大衣高血压的特点是血压反映的个体变异性较大和不可重复性，收缩压和舒张压的增加幅度在个体间有较大的变化。我国目前参考诊断标准为白大衣高血压病患者诊室收缩压大140毫米汞柱和（或）舒张压大于90毫米汞柱，并且白昼动态血压收缩压小于135毫米汞柱，舒张压小于80毫米汞柱，这还需经过临床的验证和评价。临床上怀疑单纯诊室高血压时，应通过家庭血压测量或动态血压测量来诊断。

白大衣高血压发生率和严重性存在着性别差异。研究报道，白大衣高血压在女性中占87%，而在男性中仅占574%，说明白大衣高血压多见于女性。此外，研究还指出，白大衣高血压发生率与年龄、体重指数正相关，与高血压家族史无显著相关。

3.睡眠呼吸障碍性高血压

阻塞性睡眠呼吸暂停综合征（OSAS）与高血压的关系已被证明，称之为OSAS高血压型。这种患者睡眠期间反复发作呼吸暂停，每次持续超过10秒，每夜发作30次以上，血压亦成周期性升高。

本病的发生可能与反复呼吸暂停使动脉血氧饱和度下降、二氧化碳浓度升高而致交感活性增强有关。交感活性亢进可造成周围阻力小动脉发生代偿性改变，引起管壁肥厚、管腔狭窄。对缩血管活性物质的反应性明显增高，从而出现持续性高血压。本综合征常因周期性的呼吸暂停使血气改变而致各种心律失常，并常有明显的心血管并发症。

4.肺性高血压

如支气管哮喘和慢性支气管炎发作或并发肺部感染时，血压升高，只应用抗生素、祛痰剂及解痉剂如氨茶碱而不用降压药，就可

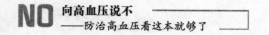

使血压降低者，称为"肺性"高血压。要根据临床表现及长期观察才能确定。其发病率与发病机制目前还不明了，可能与缺氧所致的动脉血氧饱和度降低及二氧化碳潴留有关。

中医对高血压分型

中医将高血压分为几种不同的类型，不同类型的高血压病有着不同的临床表现。

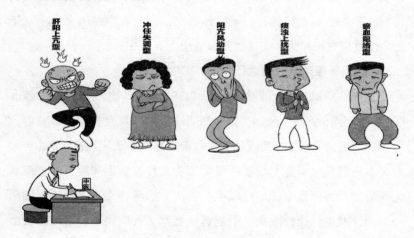

1.肝阳上亢型

肝阳上亢型高血压病患者一般多见于高血压病早期。这种高血压病的形成通常是由于长期由于恼怒，肝气郁结化火造成的。临床上，肝阳上亢型高血压往往会头疼目胀、眩晕、口苦、心烦易燥、面红耳赤、耳鸣、睡眠不宁、舌苔黄厚等症。

2.冲任失调型

冲任失调型高血压多见于妇女更年期，往往由于刺激引起肝气郁结，同时年龄增加出现的肾气虚衰两者共同作用导致冲任二脉失调，最终造成血压升高。临床上，冲任失调型高血压病患者常会出现头疼、眩晕、腰膝酸软、面赤汗出、心烦易怒、少寐、月经不调、舌质红、脉弦细等症。

3.阳亢风动型

阳亢风动型高血压病多见于高血压病晚期，或者高血压病变化过程中受到剧烈刺激而引发的突变。这种类型的高血压往往因为机体长期阴阳失调、阴虚阳亢或强烈的刺激、气候变化等因素对机体影响而造成的。在临床上，阳亢风动型高血压病患者通常会有剧烈头痛、眩晕、目胀耳鸣、胸中热痛、心中烦热、面色如醉、恶心呕吐、肢体不利、口眼歪斜，甚至出现突然晕倒、半身不遂的现象。

4.痰浊上扰型

痰浊上扰型高血压病主要出现在高血压病的变化过程中，一般在高血压后期比较常见。这种高血压病通常是由机体阴阳失调、水液代谢障碍，导致聚湿生痰、痰浊内阻、郁久化火，致使痰火上扰造成的。临床上，痰浊上扰型高血压病患者往往会出现头痛、眩晕头重、食少多寐、胸闷恶心、心悸、口眼歪斜、肢体麻木、突然昏厥、喉中痰鸣、舌苔厚腻、脉多弦滑的症状。

5.瘀血阻络型

瘀血阻络型高血压病通常见于高血压病的变化过程中和高血压病后期。这种高血压病通常是因为肝郁气滞血行不畅，致使脏腑阴损阳亏无力推动血行，导致痰气郁结，内阻脉络而造成的。临床上，瘀血阻络型高血压病患者表现为：头痛经久不愈，痛处固定如针刺，眩晕，健忘，心悸失眠，胸闷不舒，心痛时痛楚固定如针扎，口眼㖞斜，半身不遂，舌质青紫而暗、有瘀斑，脉弦涩。

第七章

你处于高血压的哪一阶段

1期高血压

1期高血压，是指患者的血压达到确诊高血压水平，舒张压大部分时间波动在90～100毫米汞柱之间。

1期高血压属早期高血压，但靶器官无任何器质性病变，无心、脑、肾并发症表现。

对于1期高血压来说，应及早给予适宜的药物治疗，尤其是对血压值虽然不高，但已出现一些高血压的临床症状或有高血压家族史等因素者。在这一阶段，患者的血压波动幅度较大，忽高忽低，同时情绪又会随着血压的波动而变化，如容易激动、爱发脾气，也就是中医所说的肝阳上亢、肝阳偏盛，并会引发头痛、失眠等症状，这些症状又会反作用于血压，使其持续升高。

2期高血压

2期高血压，是指已达到确诊水平，舒张压超100毫米汞柱以上，休息后不能降至正常。

2期高血压病患者，虽然血压波动不如1期高血压患者明显，但血压大部分时间处于较高水平，而且靶器官已有器质性的改变，如左心室肥大、心电图异常、眼底改变及蛋白尿等。全身周围小动脉硬化，失去弹性，管腔窄小，引起周围阻力增大，血压顽固升高。

并会伴有以下一种或多种症状，如X线、心电图或超声心动图检查，有左心室肥大的征象；眼底检查，见有颅底动脉普遍或局部变窄；蛋白尿的（或）血浆肌酐浓度轻度升高。

随着高血压病的进展，不适的症状也越来越多，如心悸、头痛加重等，这些都会加重患者的心理负担，造成情绪更加不稳定，更容易急躁、冲动、发怒。

3期高血压

3期高血压，是指已达到确诊，高压110～180毫米汞柱。

3期高血压病患者，不仅血压继续保持更高水平，心、脑、肾等内脏器官的损害也更加严重，即出现靶器官有器质性的改变及功能失代偿，多伴有以下一种或多种症状，如脑血管意外或高血压脑病、左心衰竭、肾功能衰竭、眼底出血或渗出伴或不伴有视神经乳头水肿、心绞痛、心肌梗死、脑血栓等。

同时，心衰、肾衰和高血压脑病还会对患者的心理健康造成严重影响。在这一阶段，患者的情绪波动较2期高血压更大，时而低沉、忧郁，时而焦躁不安，有时还会出现多疑、被害妄想，并会有异常行为。除此以外，高血压脑病患者还会出现意识障碍，如意识模糊或昏迷等。

第八章

坚定信心，高血压是可以战胜的

继发性高血压治愈率更高

在继发性高血压中，有一类表现为血压波动明显，血压增高时还伴有心动过速、汗出、头痛、面色苍白等症状，这有可能是肾上腺瘤引起的继发性高血压。

对于这一类患者来说，服用降压药物并不能起到良好作用，需要采用外科手术的方式，通过探针经皮肤穿刺到达神经节或瘤组织，再以约60℃的高频热力将瘤细胞杀死，使血压慢慢降至正常状态。但这种手术只适合小于3厘米的良性肿瘤，且没有出血病史的患者。

除了肾上腺瘤引起的继发性高血压外，还有部分由疾病引发的继发性高血压在消除病灶后，也可以得到较好的治疗甚至治愈。

明确治疗目标少走弯路

一旦确认自己患上高血压后，就应立刻治疗。但不少人只知道吃药降压，却不知道到底血压降到什么程度才算合理，药物治疗究竟应当达到何种目标。通常情况下，治疗高血压的目的主要有四点：①控制血压；②减少并发症；③降低死亡危险性；④提高生活质量。

高血压病的治疗目的不仅局限于将血压降低到正常范围，更是为了防止并发症的危害，即有效地保护心、脑、肾等重要器官，从而降低脑中风、心肌梗死、肾功能衰竭等并发症的出现和造成的死亡率。

因此，在高血压病的治疗过程中以损伤靶器官为代价而降低血压的治疗方法和手段都是不可取的，只有以有效保护这些器官为前提的降压方法才是正确的，才能真正起到降压、减少并发症、降低死亡率的目的，才能真正让高血压病患者生活的更加舒适。

勤测血压了解自己

勤测血压的目的并非是让血压下降，而是为了了解自己的具体情况。

由于高血压病是慢性疾病，而高血压病患者在长期的血压波动中会逐渐产生适应感，往往血压升高也不会出现头晕、头疼等症状，如果不借助血压计就无法正确地了解血压的变化。因此，很多人即使血压升高也未察觉，这就使心、脑、肾等病发正的发病几率大大增加，并导致猝死。

因此，高血压病患者应该经常测量血压，了解病情的变化，以便出现变化时及时就医，避免意外发生。

心理健康血压稳定

对于高血压病患者来说，精神心理因素对病情的防治有着极其重要的影响。

个人的心理因素会对情绪产生直接影响，而情绪又会直接影响到血压的起伏。当人处于愤怒、悲伤、忧思、焦虑、恐惧等不良情绪中时，如果得不到及时发泄而被压抑在心中，就会引起阵发性高血压、心绞痛、冠心病等；如果长期处在这种不良的精神状态中，就会使血压不断升高，最终诱发高血压病。由此可见，注重修身养性，主动自我调节精神、心理，保持清净、开朗和乐观的健康心理状态，对高血压病患者来说是极其重要的。

（1）保持开朗乐观的心态可以使人心胸广阔、精神愉悦，调节人体的心理活动，促进机体功能的改善。因此避免大喜大悲的情绪波动，可以减少不良情绪对血压的影响，使血压得到控制。

（2）保持心理平衡也是自我调节的一个重要因素。对于高血压病患者来说，非药物调养的一个关键就是心理调养，平衡的心理状态可以使人体的代谢机能、修复机能、康复机能都得到大幅度地改善，从而使血压平稳，高血压病情得到控制。因此，高血压病患者更应该在当前竞争激烈的社会环境中保持平和的心理状态，克服自卑感，消除嫉妒心，这样才能对高血压病的防治起到积极的作用。

（3）消除怒气、处事不惊，对于高血压病患者来说也是在日常生活中应该注意的自我心理调节之一。高血压病患者应该遇事戒怒，因为"怒"是致病的魁首，不仅伤肝，还会伤心、脑、胃，导致血压升高和各种疾病的突发。除了戒怒外，高血压病患者还应保持宠辱不惊的处世态度，对于任何重大的变故，都要使自己保持一种稳定的心理状态，这样才能避免因情绪波动导致的血压升高。

干预肥胖防治高血压

研究表明，肥胖可以引发高血压。这是因为，肥胖发生的机制主要与摄食过量、耗热过少、不良饮食习惯、遗传因素以及内分泌失调导致机体脂质代谢失常等因素有关。而肥胖者高血压的发病机理除可能与摄食过多有关外，与相对摄钠多也有关。还有人认为，醛固酮所致钠离子潴留是肥胖性高血压发病机制之一。同时，肥胖者血管阻力及心输出量增加，是促进其高血压发生的重要原因。另外，肥胖者的遗传、环境因素、细胞、电解质代谢失常、交感神经活性增高、肾上腺皮质类固醇及碳水化合物代谢障碍引起内分泌失调也是导致高血压发生的重要原因。同时，肥胖者的高血压也可能由造成肥胖的同一机制或与之平行的机制所触发，比如高热量、高脂肪饮食、摄盐过量等都容易使人发胖，而这些因素同时又是导致高血压的直接原因。

除此以外，绝经期前后的妇女由于其内分泌的改变，容易导致肥胖；同时，由于内分泌功能的紊乱，也容易使她们得高血压病。所以临床上统计显示，患有高血压病的中年妇女，大多数的体形都比较偏胖。

认识了肥胖与高血压的关系，我们就应该在平时注意控制体重。

做好高血压三级预防

要有效地防范高血压的发生，可以贯彻"三级预防"方针。

1级预防

所谓高血压的1级预防是指采用健康的生活方式来预防高血压。据美国的一项研究表明，高血压的1级预防可减少高血压发病55％。1级预防的基本内容有：合理膳食，心理平衡。合理膳食是指营养元素全面，粗细粮搭配，总量控制，少量多餐，多吃蔬菜和水果。心理平衡是最关键的一项，保持良好的快乐的心境可使机体免疫功能处于最佳状态。除此以外，适量运动、戒烟限酒也是1级预防中的关键。

2级预防

所谓2级预防就是指对高血压病的早期发现，早期诊断和早期治疗。

3级预防

所谓3级预防就是指通过对高血压病的积极治疗，达到减少心、脑、肾并发症的发生及发展，改善高血压病患者预后的目的。

老年高血压病患者也可长寿

很多人认为，老年人的身体机能下降，免疫力降低，如果患有高血压，无疑是雪上加霜，加重身体负担，减少寿命。但是，一项关于老年高血压的调查资料显示，80岁以上的人群中，患高血压病的人反而比血压正常的人多，这是什么原因呢？

医学专家认为，大部分高龄人都有迟发性高血压病史，其发病一般在60岁以后。从血压类型看，高龄人的高血压病大部分属收缩压升高，而舒张压一般在正常范围内，即所谓的"纯收缩期高血压"。其发病机制大多是由于血管老化和动脉粥样硬化引起主动脉及周围动脉变硬，正如橡皮管久用变硬一样。从而收缩压明显升高但舒张压反倒不高了，它们之间的差距越来越大。因此，除病理性高血压引起血管改变以外，也有生理性老化的结果。同时，对高龄人的观察发现，他们中80%～90%属消瘦型，即使年轻时稍微偏胖，年老时也会萎缩，体重减轻。而且随着机体老化，血容量减少，心脏收缩能力下降，排血量减少，血压也有下降趋势，不会太高。所以，高龄高血压病患者中有轻度假性高血压的发生（即由于血管变硬要加大压力才能压扁血管，测得的血压可能稍高于真实血压）。

基于上述原因，高血压病患者要摒弃高血压病不能长寿的错误观念，也要正常看待高龄高血压，坚持服药，把血压控制在正常范围内，照样也能够进入长寿老人的行列中来。

大量事实表明，注意保持体重也是使高血压病患者长寿的一个重要秘诀。因为人的血容量会随着年龄的增长而下降，心脏的收缩能力和排血量也都会相应降低。因此，只要保持合理的体重，防止身体发胖，就会降低血液黏稠度和脂肪堆积，血压也会相对下降。

药物治疗高血压有利也有弊

药物降压是人们无奈的选择，主要原因是降压药具有副作用，对脏器、血管等造成一定的损害。但我们并不能否定降压药物的功劳。

例如，有的药物能直接阻断血管紧张素受体，令血管扩张及血容量减少，从而降低血压；有的药物可以降低心跳及心肌的收缩力，使血压下降；还有的药物能够松弛血管壁，促进血液流通，血液压力自然会降低。不仅如此，药物治疗降低血压还可以有效地降低心血管并发症的发病率和死亡率，防止脑卒中、冠心病、心力衰竭和肾病的发生和发展。

为了减少药物可能带来的副作用，不同的患者需根据病程、年龄、个体差异、脏器功能等情况，适当选择药物进行治疗，并且还要注意，不能自作主张滥用药，应在医生的指导下，更换药物和用药剂量。

积极预防、治疗并发症

某些疾病会引起血压升高，这些疾病的并发症也会对血压造成刺激，进一步造成血压升高。如果能消除并发症，就可以避免在降压时走弯路。所以，治疗高血压病的重要方法之一是防止并发症的发生，或延缓其发展。

治疗高血压并发症的关键在于早期预防、早期发现、早期诊断和早期治疗，其中早期发现最重要，患者自己可以多加留意，患者家属也应该对患者的一举一动多加关注，及早发现一些异常的表现，加以辨别。

合理膳食远离高血压

高盐饮食、饮酒与高血压的患病风险均相关。健康状况调查结果显示我国居民膳食结构不合理，肉类及油脂类消费过多，而谷类、蔬菜、水果、豆类及其制品、奶类及其制品摄入相对较低。其结果是营养失衡和不良生活方式可引发包括高血压在内的多种慢性病，同时引发严重的并发症，如心肌梗死、脑血管病、肾功能衰竭等。

相反，通过健康膳食，每天摄取低盐、低脂、高纤维的食物以及新鲜的蔬菜和水果等，可以有利于高血压病患者控制血压水平。这是因为食物中含有钾、镁、钙、膳食纤维、不饱和脂肪酸、人体必需氨基酸等营养成分，它们能平衡体内水电解质，促进多余体液和脂肪代谢，减少血管壁压力。同时，这些营养成分还能增强血管强度和韧性，保护心、脑、肾等脏器，减少高血压发生率，协助其他治疗方法促进血压平稳下降。

中医按摩控制血压

高血压究其病因有神经系统失调、气血循环不畅、筋脉不通、脏腑病变等，按摩可以通过直接作用于人体表面的穴位或反应区，调节和治疗人体中各种异常情况，最终达到控制、治疗高血压的目的。

1.平衡阴阳

中医学认为人体的阴阳平衡直接影响着人的身体健康程度，当"阴平阳秘"的时候，人体就处于一种健康的状态，如果一旦人体内的阴阳失调，血压就会出现紊乱。而按摩可以有效地调节人体的阴阳平衡，使人体恢复健康状态，免疫力增强，从而使血压保持平衡。

2.调节经络

中医将人体的经脉和络脉合称为经络，经络在人体内起到使气血运行全身，沟通上下内外，使脏腑肢节联络的作用。按摩能够打通经络，使人体的各个部位连接在一起，形成一个具有协调性和稳定性的统一有机整体，以供给身体各部分所需的营养，并增强脏器的功能，加速新陈代谢，加快体内脂肪、胆固醇等可导致血压升高的物质排除。

3.调和气血

中医认为气血是人体维持正常生理活动的基础，当气血失调时就会引起各种病症，使人体产生不适。按摩可以起到益气养血的功效，促进人体的气血生成和运行，使气血畅通，不但能使血压保持平稳，还能减少血液不通导致的疼痛感。

4.调节脏腑

中医认为脏腑是人体生命活动的主要的器官，它具有生化血气、调节经络的作用。而按摩可以运用不同的手法，通过体液、经络、神经对脏器功能起到调整作用，特别是对心、脑、肾的功能调节可以减少高血压病并发症的发病几率，并对高血压病的治疗起很好的作用。

5.调整筋骨

按摩可以使人体局部循环增加，使肌束得到牵拉，得以放松，使气血畅通，起到舒筋通络、活血化瘀的功效。当血压流通阻力变小后，经络关节也得以通顺，使关节的各种功能得以恢复。

在按摩的时候，要注意以下事项。

（1）时间。按摩一般在早晚进行最合适，每次按摩时间在10~20分钟。

（2）疗程。由于高血压病是慢性病，所以要坚持按摩才能起到改善和治疗高血压病的作用。通常情况下，按摩以1~2个月为一个疗程，每个疗程中可无间隔地连续进行，也可间隔3~5天。

（3）操作：①按摩前需将指甲修剪到长短合适，边缘光滑，以避免对皮肤产生损伤和造成疼痛。②每次按摩前需洗净双手，并保持手部的温度，避免细菌感染和过低的手温使血管收缩引发不适和血压升高。③按摩不可在过饥、过饱的状态下进行，饭后半小时方可进行按摩。④按摩时应保持室内的空气流通。⑤在按摩颈侧的时候要避免双侧同时用力过大，最好分开操作，以避免脑部缺血的发生。⑥按摩时用力应由轻到重，不可过于用力。

（4）禁忌：①高血压病未经医生确诊前，不可自行按摩。②高血压伴有出血性疾病时不可自我按摩。③在皮肤破损的周围不可按摩。④3个月孕龄以上患有妊娠高血压的孕妇不可在腰骶部进行按摩。⑤患有严重的心、脑血管疾病的高血压病患者不可自我按摩。⑥患有感染性疾病及发热症状的高血压病患者不可做按摩。

有氧运动控制血压

有些高血压病患者误以为运动会使血压升高，拒绝所有的运动。其实，这种认识是错误的。在高血压病的治疗中就有一种重要的治疗方法叫做"运动疗法"，因此高血压病患者只有正确认识到运动对高血压病的益处，才能顺利开展相关的治疗活动。

在所有运动中，最合适高血压病患者的是有氧运动。有氧运动是指人体在氧气充分供应的情况下进行的体育锻炼。即在运动过程中，人体吸入的氧气量和身体需求量相等，达到生理上的平衡状态。有氧运动衡量的标准是心率。心率保持在150次／分钟的运动量为有氧运动，因为此时血液可以供给心肌足够的氧气。它的特点是强度低，有节奏，持续时间较长。要求每次锻炼的时间不少于1小时，每周坚持3~5次。

有氧运动时，身体肌肉收缩而需要大量的养分和氧气，心脏的收缩次数增加，而且每次送出的血液量也比平常多。同时，氧气的需求量也相应增加，呼吸次数比平常也多，肺部的收张程度也大。当运动持续时间较长时，肌肉长时间收缩，心肺就必须努力地供应氧气给肌肉，运走肌肉中的废物。这持续性的需求，能提高心肺的耐力，改善自身的血液供应，降低心脏病发作的危险性，并可以降低血压。

有氧运动还能降低血脂，提高人体免疫力。适当的运动可以促进身体的新陈代谢，能有效地清除体内多余的血脂，对防止动脉硬化引起的高血压有良好疗效。同时，还能提高高血压病患者的身体素质和免疫力，使降压药物的效果得到更好的发挥，减轻动脉粥样硬化的程度，降低中风、冠心病等并发症的发病率。

第九章

经常测血压，掌握高血压进程

自测血压好处多

高血压病患者日常护理中至关重要的一点，就是自测血压，及时掌握血压高低及自我判断降压药物的疗效。因为高血压病是慢性疾病，在长期的血压波动中高血压病患者会逐渐产生适应感，因此往往血压升高并不会出现头晕、头疼等症状。只有借助于血压计才能准确了解血压的变化，以便出现变化时及时就医，避免发生意外。

一般情况下，一个人的血压呈明显昼夜节律性，即在白天活动状态时血压较高，夜间入睡后血压较低。调查显示，白天血压有两个高峰期，即上午6～10时及下午4～8时。在这两个时段测血压，可以了解一天中血压的最高点。

（1）每天早晨睡醒时即测血压。

此时的血压水平反映了所服药物降压作用能否持续到次日清晨。如果早晨血压极高，则应测24小时动态血压，以便了解睡眠状态血压。如果血压在夜间睡眠时和白天水平大体相同，则应当在睡前加服降压药；如果夜间睡眠时低而清晨突然升高，则应根据实际情况在刚醒时甚至清晨3～5点时提前服降压药。

（2）服降压药后2～6小时测血压。

由于不同降压药物的作用时间也不相同，例如同一类钙拮抗剂，既有有长效制剂、中效制剂，也有短效制剂。一般长效制剂降压作用持续时间长，每日服一次降压效果可持续24小时左右，中效制剂作用时间约12小时；而短效制剂持续时间短，服药后6～8小时疗效即消失。短效制剂一般在服药后2小时即达到最大程度的降压，中效及长效制剂降压作用高峰分别在服药后2~4小时、3~6小时出现，这一时段测压基本反映了药物的最大降压效果。

通过正确掌握自测血压的时间，患者可以比较客观地了解用药后的效果，也有助于医生及时调整药物剂量及服药时间，以及采用更为适当的治疗或用药方法来帮助患者控制血压。

测血压注意事项

如果在测量血压的过程中操作不规范，常会造成所测血压数值与实际血压相比有误差，达不到客观真实地反映患者的血压情况的目的。高血压病患者测量血压时，应注意以下几点。

（1）在测血压以前，受测者应不饮酒、咖啡、浓茶和吸烟，最好先休息半个小时，并且精神要放松，排空膀胱。另外注意不要屏住呼吸，因为屏住呼吸可致使血压升高。

（2）最好在室温20℃左右测量。

（3）每次测压的基本体位应该是一样的。老年人可卧床测血压；肥胖者应注意要选择较宽的气囊袖带。

（4）上臂必须裸露或者仅着内衣。如果穿着过多或过厚衣服，例如毛线衣，则测得的血压不准确或者听不清搏动音，血压读数常偏高，因为需要更高的气囊内压力来克服衣服的阻力与压力。另外，测压时上臂要伸直，手掌向上，不要握拳。

（5）放气时不能过快，否则会造成6~8毫米汞柱（0.8~1.07千帕）的误差。放气的速度以每秒水银柱下降2～3毫米为宜。

（6）右上臂要与心脏放在同一水平线上，如果上臂位置过高，测得的血压值往往偏低；如果上臂的位置过低，测得的血压值就常常偏高。

（7）测的次数不能太少，只测一次就得出结论往往不准确。而且测第一次时数值经常偏高，而第二、第三次较稳定。每次量血压的间隔至少要在1分钟以上，然后根据测量值测算出平均值。

了解常见的血压计

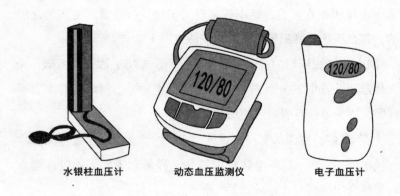

水银柱血压计　　　　动态血压监测仪　　　　电子血压计

对于高血压病患者来说，血压计是必不可少的医学仪器。为了帮助高血压病患者朋友选择合适的血压计，下面对一些常见的血压计作简单介绍。

1.水银柱血压计
这就是我们常见的，目前使用最普遍的血压计。

2.动态血压监测仪

它的特性是能够通过电子计算机对所测得的数据进行长时间处理分析，从而便于血压监测和药物疗效观察；还能比较敏感地反映血压的实际水平、血压变异性和血压的昼夜节律，临床上常用于诊断顽固性高血压、发作性高血压或低血压、血压波动异常（同次或不同次）等疾病。这种血压监测仪的不足之处是，在体力活动以及外界有较大振动时无法测得血压读数。

有下列情况的高血压病患者，适用进行动态血压监测。

（1）属临界高血压和不稳定的高血压者。

（2）患上高血压病的时间很短，且诊室的偶测血压中低压<105毫米汞柱，心、脑、肾无损害。

（3）有晕厥史和体位性低血压者。

（4）通过合适的药物治疗，血压仍未有效控制者。

（5）血压得到有效控制，但是靶器官损害继续加重者。

3.电子血压计

其特点之一是可以自动显示血压读数，并且因为它采用了电子元件，所以一般不会发生水银泄漏。这种仪器通常有上臂式、手腕式与指套式三种。上臂式可靠性要好一些，高血压病患者可选用上臂式电子血压计。多数电子血压计没有考虑到期前收缩、间歇等因素，所以测得的数值仅供参考。此外，过度肥胖、心律失常、脉搏极弱、呼吸困难、血压急剧变化者、帕金森病病患者等不适合使用。

还有一种气压表式血压计，这种血压计从外形上看，基本和气压表一样，特点是重量轻，体积小，携带方便。其缺点是所测得的血压一般偏低。使用血压计后，还需要注意保养，以便延长使用寿命，保证测压数值的准确性。

使用正确的测压方法

高血压病患者应该正确地掌握自测血压的方法，这样有利于对血压随时观测，及时发现血压的变化，对预防和治疗高血压有积极的作用。下面仅介绍家庭常用的水银柱血压计和电子血压计。

1.水银柱血压计

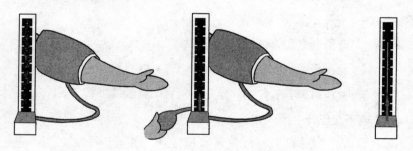

（1）将袖带缠绕于右上臂，气囊中间部位正好压住肱动脉，气囊下缘应在肘弯上2.5厘米。袖带松紧应适度，一般来说以伸入1～2指为宜。

（2）将空气充入袖带，使之压迫动脉使血流停止。当感觉脉搏消失后，再继续加压使水银柱上升30毫米汞柱。

（3）将听诊器置于袖带下肘窝处肱动脉上。一面听脉搏，一面将袖带的压力阀门放松，使压力以每秒钟2～3毫米汞柱的速度下降。在压力下降过程中，当听诊器中听到第一个心跳声音时，水银柱显示的数值就是收缩压。

（4）当袖带中的空气继续排出，听诊器中的心跳声音消失时，水银柱显示的数值就是舒张压。

温馨提示

气压表式血压计使用方法与水银柱血压计几乎相同，唯一的区别是水银柱式血压计是观察水银柱高低刻度的，气压表式血压计是观察指针刻度。

2.电子血压计

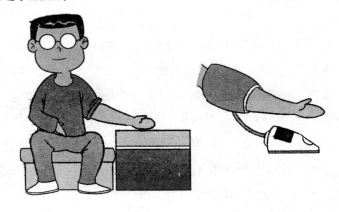

（1）取坐位或仰卧位，将衣袖上卷至腋窝或脱掉一侧衣袖（初次测量需要分别测量左右上肢的血压值，然后选取血压值较高的手臂作为今后固定测量的手臂），坐位时手臂应与第四肋骨在同一高度上，仰卧时手臂应与腋中线保持水平，并外展45°。

（2）将电子血压计袖带内的气体排空，将袖带平整地缚于上臂，袖带的中部（多数电子血压计在袖带上都有标记）置于受测肘窝的肱动脉处。

（3）开启电子血压计进行测量。在袖带打气时，应注意观察袖带粘合口是否裂开。若粘合口裂开了，需要重新缠紧袖带进行测量。待电子血压计显示数值后，应将测定的日期、时间、室温、受测体位、部位和收缩压值、舒张压值一并记录下来。以便对血压波动进行检测和复诊时使用。

确定测压的频率

为了掌握血压变动情况，有的人习惯每过一会儿就测一次血压。其实，这种做法并不明智。血压的变化是有一定规律的，掌握这个规律，在固定的时间段测压，才能更准确地把握血压值，有助于病情的观察与治疗。一般来讲，血压测量压分三个阶段。

1.初始阶段

连续测量7天，每天早上6～9点间测量一次，每次3遍，取其平均值；下午18～21点之间测量一次，每次3遍，取其平均值。计算时排除第一天血压值，仅计算后6天血压平均值，即记录12个读数，取其平均值。

2.治疗阶段

根据第一周自测血压值指导药物治疗。如改变治疗，则自测血压2周，用2周血压平均值评估疗效。

3.随访阶段

如血压得到控制，建议每周自测血压1次，如血压未控制、或血压波动大、或患者依从性差，则建议增加自测血压频率，如每天早晚各测一次，或每周自测几次。

除了以上三个阶段，还有两种情况也须高血压患者注意。

1.特殊情况

如要鉴别隐蔽性高血压、白大衣高血压、难治性高血压，建议每天早晚自测血压各1次，连续测量2～4周。

2.长期观察

一般每周早晚自测血压各1次，每3个月重复头一周的自测血压频率，即每日早晚各1次，连续7天。血压平稳后，不提倡太过频繁的测量血压。

第十章

听医生的话，药物治疗不容忽视

吃降压药要从小剂量开始

有的人降压心切，认为一次服用大剂量药物，就能使血压恢复正常，这一点非常不可取。

大剂量用药虽然也可能把血压降下来，但会带来较大的副作用，不能长期服用。再加上降压药一般需1~4周的起效时间来到达药物疗效高峰，刚开始大剂量服药带来的不良影响还不明显，当降压药的药效达到高峰时，就会造成血压急剧下降，引发低血压症状，如头晕、乏力、晕倒等。如果高血压还伴有心脑血管疾病的，还可能诱发脑卒中、心绞痛等。

此外，由于每个人情况不同，即使服用某种降压药后，也需要根据降压效果等随时调整用药种类、剂量，小剂量用药有助于后期药物调整。因为高血压病病程漫长，需长期坚持治疗，用药时间以数月、数年以至于数十年计算，降压疗效和药物副作用均需要兼顾到，即在用药后既要达到最大降压效果，又要把药物副作用降低到最小限度，无损于身体健康，这是长期治疗的必要条件。

用药要因人而异

在不同的患者身上高血压对心、脑、肾的损害并不一样。有些人对某一类药物的降压作用很敏感，而对另一类药物的降压反应却较差。某类药对某些人很适宜，而对另一些人却可能产生副作用。因此，目前国际上比较推崇的高血压治疗方案是个体化治疗方案。也就是说，要根据患者的具体情况而定，即高血压的治疗要因人而异，对症下药，真正做到有的放矢。

（1）患者要向医生询问一下所用的几种抗高血压药物是否有相互作用，如有，应及时向医生提出调整的请求。

（2）通常对血压升高已经稳定下来的高血压病患者，最好选用长效口服药，经实践证明，它的安全性和有效性还是比较可靠的。如果患者起病较急，或出现突发的高血压危象或高血压脑病等，则应选用静脉注射的药物为佳。

（3）患者在求医问药时，应向医生说明自己是否有药物过敏史，避免病情复杂化。

（4）必须考虑到该药对患者的危害性及有效性，并且只有在医生的严密监测下服用抗高血压药物，才能收到应有的效果。

（5）不要同时服用几种同类药物。在治疗过程中一定要对自己的病情和所用药物的性能有最基本的认识。有许多药物都是同药不同名，如卡托普利、硫甲丙脯酸、开搏通等。有些患者可能会将其当作不同的药物同时服用，从而造成严重后果。故一定要按医嘱服药，不要自行滥用。

（6）老年患者要特别注意，因为药物在老年人体内代谢较慢，更容易产生药物的蓄积中毒。所以宜采用最小的有效剂量获得最佳疗效的药物，使不良反应降到最小程度。

定期到医院复诊

由于高血压病是种无法根治的慢性病，患者在长期的治疗过程中病情会出现不同的变化，复诊不但可以使患者及时掌握病情的变化，还能更好地进行治疗。

复诊的首要目的是监测患者所服用的药物是否有毒副作用。因为患者体质的不同会使一些药物的副作用比较明显，从而引起患者体内血脂、血糖、血尿酸浓度的改变，轻则使患者产生不适，重则对身体的其他器官造成损伤。因此及时的复诊可以减少服药不当对身体造成的伤害，以便更有效、合理地治疗高血压病。定期复诊还可以提醒患者及时调整药物剂量和种类，达到更好的治疗效果。除此以外，复诊时，根据医生的要求进行检查，还可以及时检测到患者是否有肝、肾功能的损害，以及心肌肥厚和心脏功能的改变，从而降低高血压并发症的发病率。

高血压病患者在复诊时应该携带以前的病例，如果有日常的血压测量记录也应一并携带，以便于医师详细了解病情，做出更准确地判断和给出最合适的治疗方案。在复诊时，除了测量血压，根据个人的具体情况，医生可能会让患者进行心电图、尿常规、血脂、血糖等相关检查，以明确病情进展情况。

清晨醒后服药最有效

在很长一段时间内，高血压病患者都遵循着传统的服药方法，即每日服药3次。而随着医学研究的发展和临床医学实践证明，高血压病患者服药的正确方法应该是在每天清晨醒后一次性服药。

相比较而言，清晨服药的方法比传统方法所服用的药物剂量少一半，但是效果却更为显著。这是因为高血压病患者在清晨醒后的血压变化往往是最大的，而午后血压会逐渐下降，到了夜间睡眠时血压会降至最低。这种血压的变化使高血压病患者在早晨和夜间容易出现脑中风的现象。而传统的服药方法没有考虑到患者的这种血压变化，一方面使清晨的血压得不到很好的控制；另一方面，又使下午和夜间的血压过于偏低，增加脑血栓的发生率。因此，在清晨醒后服药会使上午的血压得到有效的控制，也使下午和晚上不会因为服药出现血压偏低的现象。这样既能起到降压的作用，又能有效地预防脑中风。

切勿凭感觉用药

目前，市面上治疗高血压的药物多达几十种，各有适应证和一定的副作用，许多高血压病患者凭"自我感觉"，出现头痛、头晕等症状时就开始吃药，症状消失就不再服药了。很多时候会因为急于治疗，超量服用药物，认为血压降得越多、越快就越好。这些做法往往会使已患病的血管难以承受血压变化过大造成的压力，从而诱发脑出血或脑血栓等。

此外，由于高血压的发病有多种原因，而病情轻重也需要区别对待，因此如果单纯依靠感觉服药，轻者使血压得不到有效的控制，导致药源性高血压或者使病情加重；严重的会因用药不当伤及脏器，诱发其他疾病。因此正确的做法是：先经医生诊断，使用必要的仪器进行心、肝、肾等脏器功能的检测，然后再对症下药，并在用药前认真阅读说明书。其次，高血压病患者在用药时必须随时测血压，一旦发现血压有升高趋向，首先应该考虑是否存在用药量是否不当，并立即采取相应的减量、增量、停药或换用其他药物等措施。

不要服用使血压升高的药物

有些人可能会认为血压升高一点不用大惊小怪，对身体危害不会太大，这是错误的看法。尤其是中老年人，血管壁弹性本身就已减弱，且大多数可能存在血管硬化的情况，突然的血压升高，很可能诱发脑中风和心脏猝死，所以对药物所引起的继发性高血压应及时对症处理，否则持续时间越长，危险也就越大。

根据有关资料报道，长期使用生理盐水、血浆制品、抗生素钠盐（如青霉素钠），服用非甾体消炎药如消炎痛、炎痛喜康、布洛芬等，可引起血压升高。口服避孕药、肾上腺皮质激素、中药甘草及其制剂以及酒精等，也会通过增加细胞外液而使血压升高。另外，痢特灵、胃复安、灭滴灵、红霉素、肾毒性抗生素（如庆大霉素、林可霉素、链霉素等）和中药生地，也有引起高血压的副作用。

以口服避孕药为例，高血压病妇女不论年龄大小，在口服雌、孕激素的复方制剂避孕药一年后，70%以上者收缩压上升5毫米汞柱，舒张压上升1～2毫米汞柱，生化检查可见血浆中的肾素活性、醛固酮和血管紧张素Ⅱ均有不同程度地升高。分析认为，导致她们血压升高的原因与避孕药中所含的炔诺酮有效成分有关。

研究结果还显示，在30～40岁患心肌梗死的妇女中，长期口服避孕药者比不服药者高4倍。据分析，这一后果可能是避孕药中孕激素通过干扰血脂代谢，使血液中的高密度脂蛋白降低，加速冠状动脉粥样硬化，再加上雌激素成分又促使造血功能亢进，导致血栓和冠状动脉痉挛形成。因此，专家提醒40岁以上的妇女，或者患有高血脂、高胆固醇血症、冠心病、心肌梗死等病症的妇女忌服用避孕药。除此之外，服用单胺氧化酶抑制剂如痢特灵、苯环丙胺（抗抑郁药）时，酪胺的化学结构类似于肾上腺素和去甲肾上腺素，在单胺氧化酶制剂使酪胺代谢受阻之后，自然就使血压升高。由此可见，了解必要的用药常识，对于原有心血管病患者来说，这一点是很重要的。

谨慎服阿司匹林

阿司匹林过去是用于治疗感冒、发热、头痛等症的常用解热镇痛药，后有人研究发现，阿司匹林还能阻止血小板凝集，从而有效地预防血栓致脑梗死、心肌梗死。

任何事物都有两面性，阿司匹林在某种情况下可能会导致原来患有出血性疾病者出血不止，还有可能刺激胃黏膜而导致溃疡病。

同时，女性高血压病患者，大多有不同程度的肾功能损害，而阿司匹林会严重影响肾血流量，极有可能导致并加重肾功能损害，还可能导致出血倾向的加重。所以，凡血压高于170／110毫米汞柱，患有严重动脉粥样硬化的女性高血压病患者，一般忌长期服用阿司匹林，而近期发生过由高血压引起脑出血的女性患者，也不应该使用阿司匹林，以免诱发或加重脑出血。

另外，高血压病患者合并有肝病、胃病、糖尿病、哮喘等，也不宜长期服用阿司匹林。

当然，也不是所有高血压病患者一律都要禁用阿司匹林，而是应当在医生指导下服用，同时应该注意以下几点。

（1）血压控制良好，一般维持在130／85毫米汞柱，且无头昏、头痛等症状者，可以服用阿司匹林。但要注意的是，阿司匹林仅起减少血栓形成、防止动脉粥样硬化的作用，并非降压药，患者切不可本末倒置。

（2）服用阿司匹林前，必须先检查身体状况，包括血小板计数、凝血功能、肝肾功能等。如果血小板计数偏低、凝血功能或肝肾功能不正常，则不宜服用阿司匹林，而应在医生指导下改用其他药物。

（3）服用阿司匹林期间，应密切观察身体情况，一旦发现皮肤淤斑，或者口腔、鼻腔经常出血，亦或有烧心样感觉及大便变黑等，就应考虑可能是阿司匹林所致，要及时就医。另外，还要定期检查尿常规，发现蛋白尿或管型尿，应立即停用阿司匹林并及时就医。

（4）女性高血压病患者在月经期间应减少阿司匹林用量，否则可能会引起经期延长，出血量增多，甚至出血难止等。

（5）患有胃及十二指肠溃疡或肝硬化、食道静脉曲张者应拒绝服用。

（6）曾患过脑溢血或近期内做过眼科、心脏、颅内手术者禁用。

（7）平时有牙龈或皮肤经常出血者、对阿司匹林过敏或有哮喘病史者应小心服用以免引起副作用。

（8）用肠溶片代替普通阿司匹林片，每日1次，每次不超过25毫克，忌空腹服用。

不要服用可引起高脂血症的降压药

高血压与高血脂、高血糖一起被称为现代人的"三高"，都是目前无法彻底治愈的疾病。可是，许多高血压病患者在服用降压药时，血压虽然得到了有效控制，但患者的血脂水平却出现增高。正所谓"此消彼长"。血脂增高，即血液黏度增高，很容易发生血管栓塞，引发缺血性心脏病和缺血性脑中风。所以，服用降压的药物时，必须考虑会不会对血脂产生不利的影响。

目前临床发现至少有以下4种常用的抗高血压药物可引起血脂升高。

双氢克尿塞———此药为利尿药，一般与其他降压药合用治疗轻中度高血压病。临床试验结果显示，双氢克尿塞可使血液中的三酰甘油明显增高，血液黏稠度增加，引发高血脂。

复方降压片———是最常用的降压药物之一。患者服药后，血压缓慢下降，但三酰甘油和胆固醇却明显增高。复方降压片对血脂的不利影响还会降低高密度脂蛋白，这就更容易使血液中的胆固醇增多，促进动脉硬化的进展。

心得安———常用的抗高血压药物。患者用药后血液中的胆固醇和三酰甘油都呈明显增高趋势。硝苯啶是一种钙离子拮抗剂，具有较好的降低血压和扩张血管的作用。服用此药后，血液中的三酰甘油和胆固醇浓度显著上升，但对高密度脂蛋白的影响不大。

所以，凡是服用上述几种能使血脂浓度增加的药物的高血压病患者，在服降压药的同时应定期检查血脂浓度，发现血脂增高或血液黏稠度增加时，应及时加服一些降血脂和降低血液黏稠度的药物，或改换其他降压药，以使高血压病的治疗趋于完善。

不要滥用滴鼻净

"滴鼻净"是用于治疗各种疾病导致鼻腔黏膜充血引起的鼻塞的药剂。其主要成分为麻黄素，一支"滴鼻净"含麻黄素高达80毫克。研究证明，麻黄素有致高血压的作用。

更值得警惕的是，鼻腔的静脉与颅内静脉直接相通，同时鼻后部及下部的静脉汇入颈内和颈外静脉，上部静脉又可经眼静脉汇入海绵窦，亦可经筛静脉通入颅内的静脉和硬脑膜窦；加上鼻腔血管丰富，而血管壁又缺乏内弹力膜层，为多孔性，所以药物经鼻黏膜吸收更完全。如此一来，如果大量使用滴鼻净，药物中所含的单麻黄素就会经鼻部静脉进入颅内静脉和硬脑膜窦，直接作用于大脑。因此，高血压病患者不可滥用"滴鼻净"，若用量过大，短时间内就会出现剧烈头痛、呕吐、肢体麻木等症状，同时血压会骤然上升至200/100毫米汞柱以上，出现高血压危象。如果必须使用，也应该遵照医嘱，掌握"滴鼻净"的正确使用方法，一般以每日不超过20毫克（约1／4支）为原则，每次左右鼻孔各以2～3滴为宜，须间隔2～3小时再次使用。

严重高血压病患者应联合用药

对于高血压病患者来说，由于治疗的目的不仅在于控制、降低血压，更重要的是在控制血压的同时还要降低并发症的发生。很多患者因为对药物治疗的不了解，或者单一用药，或者在降压效果不明显的情况下频繁换药，总是无法达到良好的治疗效果，这是用药方法错误造成的。

通常情况下，一种降压药往往起不到既降压，又保护靶器官的作用。正确的服药方法应该是联合服用两种或者两种以上的降压药物。联合用药可以有效弥补单一用药的不全面性，不但可以起到平压、降压的作用，还能有效地保护心、脑、肾，防止病变发生，改善病情。当然，这种搭配不是随意进行的，而应该在医生的指导下，选用具有不同降压功效的药物进行搭配，以起到互补降压的目的，这样才能有效起到药物降压的效果。

此外，不管是单一用药还是联合用药，高血压病患者在服药初期都应从小剂量开始，这样不但可以使机体对药物有一个充分地适应过程，还能避免大剂量用药产生的毒素对身体的伤害。在联合用药1~2个月后，如果患者的血压一直保持稳定，那么就可以逐渐减少第二种药的用量，直到用最小剂量的药物来保持血压的正常。当这种维持剂量稳定后要坚持长期服用，否则就会前功尽弃。而这种最小剂量的服药方法不但可以有效地控制高血压病的病情，还可以减少药物对身体产生的其他副作用。

正确看待具有副作用的药物

不论西药还是中药，都具有一定的副作用。高血压病患者不能因为这些副作用就放弃药物治疗，抗高血压治疗往往需要长期甚至终身服药，只有在药物的帮助下才能提高治疗依从性，延长寿命，改善生活质量。再者，并不是说所有服药的患者都会出现药物的副作用，一些人可能出现不适，其他人可能没有相同问题。高血压病患者要正确看待降压药物的副作用，并采用措施将副作用降至最低。

（1）医生给药时会考虑到药物的副作用，并会告诉患者可能出现的副作用。患者在了解了抗高血压药物的利弊后，应该按照医嘱用药，并且密切观察用药后副作用的发生，一旦药物的副作用出现，应及时就诊。

（2）出现了副作用先不要惊慌。出现不适症状后，只要患者本人与家属及时发现，及时处理，积极配合治疗，一般都能及时消除，不会造成严重后果，也不会影响治疗。

（3）不要迷信偏方或秘方，一定要使用有国家生产批准文号的药，这些药经过长期的、大量的动物试验以及药理和毒理试验，并在临床上进行了对照试验，证明确实有疗效、毒副作用小。

（4）尽量选择一种或多种，有效而副作用又小的药物，同时调整剂量，以最小的有效剂量获得满意的疗效。如用一种药物降压效果不满意，应当小剂量地联合应用两种或三种药物，可使副作用降到最低水平。

血压稳定也要继续服药

高血压病是一种慢性病，现在的医疗技术还无法彻底将其治愈，所以高血压病患者往往需要终身服用降压药。

通常情况下，通过药物治疗会使血压降到正常的范围内，但是这并不意味着高血压病被治愈了。这种现象只是短暂的下降，就像是用手指按住的橡皮筋，一旦松手就会立刻反弹。但是很多患者往往在血压正常后就马上停药，其结果是几天后血压出现反弹，于是又要继续服药。这种间断性的药物治疗根本达不到治疗高血压的目的，还会引发停药后血压回升更高的现象。

如果这种"反跳"的现象过猛，就会导致血压骤升，很容易引发心脑血管疾病突发，甚至产生更严重的后果。因此高血压病患者应该在医生的指导下坚持服药，而不是随意的停止服药。

睡前服药易患脑中风

对于高血压病患者来说睡前服用降压药是最大的禁忌之一。因为人在入睡后，身体都会进入休息状态，这时血压会自然降低，尤其是入睡后两小时血压几乎下降至"谷底"。如果在睡前服药，那么药物会在夜里血压最低的时候达到最好的功效，就会导致血压严重下降，使心、脑、肾等重要器官得不到足够的供血，特别是当脑部的供血不足时，造成的影响往往最为严重，会导致脑血栓的形成，诱发缺血性脑中风。因此，高血压病患者特别是中老年患者，除了医生有特殊规定外，最好不要在临睡前服用降压药。

当然，"不论具体病情，患者睡前不宜服降压药"也不是绝对的。以"非杓型高血压"为例，"非杓型高血压"是相对于"杓型高血压"来讲的，"杓型高血压"是指多数高血压病患者夜间血压均值与白昼均值相比下降10%，而"非杓型高血压"夜间血压下降不到10%、收缩压均值大于125毫米汞柱，舒张压均值大于75毫米汞柱。对于这种"非杓型高血压"，科研人员通过研究提出了一种服药新模式，即治疗上尽量选择长效降压药，必要时可在晚间或睡前加服一次长效药物。同样，国外新近的一项研究也表明，对于类似"非杓型高血压"这类难治性高血压病患者，服用3种以上降压药物，且至少有一种在睡前服用，能够更好地控制血压，减少"非杓型"血压节律的发生。

选择有助于降压的中药

　　中成药是根据中医对高血压病情的诊治所配置的药方。目前，市面上治疗高血压的中成药有很多，要注意选择适合自己病情的，最好是经过中医师诊断后选用。以下是一些常见的降压中成药。

名称	主要成分	功用及主治	服法和用量	注意事项
罗布麻降压片	罗布麻、夏枯草、钩藤、珍珠母、泽泻、菊花、牛膝、山楂	平肝潜阳，息风活血，通络止痛。用于肝阳上亢，淤血阻络引起的头晕，目眩，头痛，烦躁及高血压，高血脂，动脉硬化见上述证候者	口服，每次4~6片每日3次	
降压丸	珍珠母、龙胆、槐米、夏枯草、地黄、牛膝	用于高血压病，头痛眩晕，耳鸣目胀等	口服，每次6克，每日2次	孕妇慎服
舒心降压片	郁金、丹参、红花、葛根、桃仁、槐米、钩藤、菊花、牛膝、柏子仁	具有活血化瘀，舒心降压之功效。用治原发性高血压、动脉粥样硬化、冠心病等	每次6~8片，每日3次	
牛黄降压丸	牛黄、珍珠、冰片、黄芪、郁金	具有清心化痰，镇静降压之效。用治肝阳上亢、痰涎壅盛之头晕目眩、性情烦躁等	每次1~2丸，每日1次	

（续表）

名称	主要成分	功用及主治	服法和用量	注意事项
清脑降压片	黄芩、夏枯草、磁石（煅）、钩藤、决明子、珍珠母、牛膝、当归、地黄、丹参、水蛭、地龙等13味	平肝潜阳，清脑降压。用于肝阳上亢，血压偏高，头晕头昏失眠健忘等	口服，每次4～6片每日3次	孕妇忌服
醒脑降压丸	黄芩、黄连、郁金、栀子、玄精石、珍珠母、辛夷、零陵香、朱砂、雄黄、冰片	通窍醒脑，清心镇静，抗热消炎。用于高血压病，言语不清痰涎壅盛等	口服，每次10～15粒，每日1～2次	孕妇及胃肠溃疡者忌服
山楂降压胶囊	山楂、夏枯草、菊花、小蓟、决明子	平肝降火，利湿化瘀。适用于高血压病合并高脂血症之肝火亢盛证，症见头痛眩晕、耳鸣目胀、面赤、脉弦等	口服，每次2粒，每日2次	
天麻钩藤颗粒	天麻、钩藤	平肝息风，清热安神。用于治疗肝阳上亢型高血压等引起的头痛、眩晕、耳鸣、眼花、震颤、失眠	开水冲服，每次10克，每日3次，或遵医嘱	阴虚动风证忌用

选择有助于降压的西药

在配合治疗高血压的药物中，西药占有很重要的位置。有些人可能会担心西药的副作用而拒绝服用，但是，西药的降压效果快是不容忽视的，尤其是对于一些严重的高血压病患者，西药能够更快地稳定病情，减少病症对患者的损害。目前，市场上比较常见的减压西药有以下这些。

名称	主要成分	功用及主治	服法和用量	注意事项
利尿剂	氢氯噻嗪125~25mG，BID吲哒帕胺1.5~2.5mG/次，qD	心力衰竭、收缩期高血压、老年高血压	痛风	血脂异常、妊娠、糖尿病、肾功能不全
β受体阻滞剂	美托洛尔125~50mG/次，BID比索洛尔5~10mG/次，qD拉贝洛尔100~200mG/次，tID	劳力性心绞痛、心肌梗死后、快速心律失常、心律衰竭、高血压伴头痛	哮喘、慢性阻塞性肺病、周围血管病、Ⅱ度心脏传导阻滞	高三酰甘油血症、Ⅰ型糖尿病、体力劳动者
血管紧张素转化酶抑制剂（ACEI）	卡托普利25~50mG/次，tID依那普利5~10mG/次，BID福辛普利10~20mG/次，qD	心力衰竭、左心室肥厚、心肌梗死后、糖尿病微量蛋白尿	妊娠、双侧肾动脉狭窄、血肌酐>3mG/DL、高血钾	重度血容量减少重度主动脉瓣、二尖瓣狭窄、缩窄性心包炎、重度充血性心力衰竭
血管紧张素受体拮抗剂（ARB）	氯沙坦50~100mG/次，qD缬沙坦80mG/次，qD替米沙坦40~80mG/次，qD	心力衰竭、左心室肥厚、心肌梗死后、糖尿病微量蛋白尿、ACEI所致咳嗽	妊娠、双侧肾动脉狭窄、血肌酐>3mG/DL、高血钾	重度血容量减少重度主动脉瓣、二尖瓣狭窄、缩窄性心包炎、重度充血性心力衰竭

（续表）

名称	主要成分	功用及主治	服法和用量	注意事项
钙拮抗剂（CBB）	尼群地平10~20mG/次，tID氨氯地平5~10mG/次，qD非洛地平5~10mG/次，qD	高血压、冠心病、稳定型及变异型心绞痛	妊娠	心力衰竭、心脏传导阻滞
α受体阻滞剂	哌唑嗪：0.5~2mG/次，TID	前列腺肥大、糖耐量降低	直立性低血压	充血性心力衰竭

注：

1.mG为质量单位，表示毫克。

2.qD即一天1次；BID为一天2次；tID为一天3次。

第十一章

常见高血压合并症的应对方法

合并脑血管病

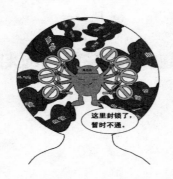

我国进行的研究表明，脑血管意外发病率远高于冠心病，而发生过脑卒中或一过性脑缺血的患者，脑血管事件复发率为每年4％，发生心脏事件的危险也高，这与血压水平有直接关系。对于这类患者要认真做好降压治疗。具体应该怎么做呢？

1.日常护理

（1）控制血压，但是血压不宜降得过低，除非收缩压在200毫米汞柱以上，否则会加重脑供血不足。

（2）防止其他并发症，调节体内环境的平衡。此外，患者的护理工作也起到至关重要的作用。一般中风后的第一周左右是急性期，以后逐渐进入恢复期，此时要采取综合治疗，尽可能地恢复功能。综合疗法除了中西药物外，还可以应用针灸、推拿、超声波治疗、高压氧舱及功能锻炼，原则上越早进行越好。

（3）高血压合并脑血管病患者的饮食治疗，可以说与药物治疗同等重要。其饮食宜忌的原则如下。

①限制脂肪摄入量，尤其要忌吃动物性脂肪和高胆固醇食物，如动物内脏、蛋黄、乌鱼、鱼子等；宜吃植物油，忌吃动物油。

②少吃甜食，减少糖分的摄取。体重过重者应适当减肥，把体重控制在标准体重以下。

③适宜低盐饮食，每天食盐量不超过5克，切忌过咸食品。

④适量进食富含蛋白质的食品，如豆制品、瘦肉、蛋白和谷类等，及含粗纤维的蔬菜、水果等，并给以足够水分，可防治便秘。必要时应用通便药物、灌肠。

⑤宜适量饮茶和少量饮用果酒与啤酒，忌饮烈性白酒。

⑥在选择一般食物时，要注意荤素搭配，多吃新鲜果蔬。可常食用黑木耳、山楂等利于降压的食物。

（4）选用作用平稳、无体位低血压的药物，常规的种类有钙拮抗剂、血管紧张素转换酶抑制剂、α受体阻滞剂和具有扩张血管作用的β受体阻滞剂，这里重点说说前两类药物。

①钙拮抗剂，大部分钙拮抗剂均有扩张脑血管，增加脑血流量的作用，且在脑缺血时对防止脑细胞坏死有保护作用。其中，较常见的是硝苯吡啶类和尼卡地平等类药物。前者降压作用较强，会使脑血流量减少；后者可以增加脑血流量，改善脑循环。

②血管紧张素转换酶抑制剂，以卡托普利为代表，它在降血压的同时，不会对脑血流有影响，长期服用可使脑血管的自动调节功能得以改善，脑血管阻力下降，而且对硬化的动脉血管管壁也有改善作用。

服用降压药时，如果出现眩晕、直立性头晕等症状，考虑有脑供血不足的可能，应减量或停药。

（5）避免过于激动、兴奋、大喜大怒等强烈精神刺激是诱发脑卒中的重要因素，所以中老年人要善于调节和控制自己的情绪。如发现有不良情绪，家属应从心理上关心体贴患者，多与其交谈，创造良好的家庭气氛；耐心的解释病情，消除患者的疑虑及悲观情绪，建立和巩固功能康复训练的信心和决心。

（6）每日对四肢做按摩，促进静脉血回流，防止深静脉血栓形成，每次10～15分钟。一旦发现不明原因的发热、下肢肿疼，应迅速诊治。

（7）超负荷工作可诱发脑出血。中老年高血压病患者要做到起居有时，保证充足、高质量的睡眠，适当午休，不可熬夜；动静结合，避免过度疲劳等。

2.急救措施

（1）让患者平卧，头偏向一侧，以免在意识障碍时因剧烈呕吐将呕吐物吸入气管，然后立刻通知急救中心。

（2）如果脑溢血患者神志清楚，可以口服心痛定；否则，可用小量利血平治疗或硫酸镁10毫升深部肌肉注射，或在医生的监护下使用硝酸甘油等静脉降压药物。

（3）降温。通常情况下，血管遇冷会收缩，并减少出血量。可用对患者头颈部做冷敷，以降低脑部温度，有利于减轻脑水肿和颅内压。

合并心力衰竭

心力衰竭是高血压常见的并发症之一。有研究表明，高血压是心力衰竭的主要病因之一，而心衰患者三分之二以上有高血压。积极控制高血压可使高血压心力衰竭的发生率下降55％，同时，死亡率也明显降低。

1.日常护理

（1）治疗应以降压、利尿、扩血管（减轻心脏前后负荷）为主，主要用药有β受体阻滞剂、利尿剂、地高辛和钙离子拮抗剂。

①β受体阻滞剂适用于病情稳定、已无液体潴留的全部心衰患者，对于合并冠心病的患者还可降低心肌耗氧，控制心绞痛发作。常用的有美托洛尔（倍他乐克）、比索洛尔（博苏、康忻）、醛固酮以及α受体阻滞剂、β受体阻滞药卡维地洛（达利全、金络）等。

②利尿剂可轻度降压，是心衰标准治疗中必不可少的药物，可控制心衰患者的液体潴留，减轻心脏负担，并保证血管紧张素转换酶抑制剂（ACEI）、β受体阻滞剂的疗效及减少其不良反应。常用的有氢氯噻嗪（双氢克尿噻），如果心衰加重有体液潴留时可选袢利尿剂如速尿，重度心衰患者可联合使用螺内酯（安体舒通）、血管紧张素转换酶抑制剂。

③地高辛应用于慢性收缩性心力衰竭长期治疗的正性肌力药，可以改善症状，但不适用于单纯舒张性心衰和NYHA心功能Ⅰ级患者。

④钙离子拮抗剂一般不用于治疗高血压伴心衰，但对高血压引起早期左心室舒张功能减退及左心室肥厚有逆转作用。对血压难以控制或心绞痛反复发作者，或在使用以上药物后仍然不见好转后，方可选用二氢吡啶类钙拮抗剂氨氯地平（络活喜）或非洛地平（波依定）。

（2）在血压未下降到预期目标（140／90）毫米汞柱之前，不宜给予强心剂，禁忌含化硝苯地平。

（3）日常要进行适当锻炼，如果患者体重超标，还要注意减肥。膳食中热量供给过多而导致肥胖是冠心病的危险因素之一，因此体重超重者应减少谷物摄人量，不吃或少吃甜食，多吃一些含膳食纤维（果胶）等成分的水果、蔬菜，使体重维持在正常范围之内。

（4）合理休息，减轻心脏负担，减少机体耗氧。急性期和重症心衰时应卧床休息，待心功能好转后应下床做一些气功、散步、太极拳等活动，但要掌握活动量，当出现脉搏＞110次/分，或比休息时加快20次/分，并有气急、心慌、心绞痛发作或异搏感时，应停止活动并休息。

（5）慢性心衰患者常被迫采取右侧卧位，所以应加强右侧骨隆突处皮肤的护理，定时翻身、按摩，预防褥疮。

（6）学会自我监测，发现气短、夜间憋醒、泡沫状痰、咳嗽加重、乏力、倦怠、嗜睡、烦躁等，可能为心衰的不典型表现，应及时就医。

（7）定期抽血复查地高辛浓度和钠、血钾、镁及尿素氮、肌酐等。并定期复查心电图，每三个月检查一次心功能测定，检查体重及水肿状况，根据病情由医生决定是否调整用药。

2.急救措施

（1）让患者保持安静，有条件的马上吸氧（急性肺水肿时吸氧可通过75%酒精溶液），同时松开领扣、裤带。

（2）让患者取坐位，两下肢随床沿下垂，必要时可用胶带轮流结扎四肢，每一肢体结扎5分钟，然后放松5分钟，以减少回心血量，减轻心脏负担。

（3）口服氨茶碱、双氢克脲噻各2片，限制饮水量，同时立即送患者去医院救治。

合并心律失常

高血压病患者出现心律失常有两种情况。一种情况是心律失常的发生与高血压病本身无关，仅仅是两种疾病同时发生于同一人身上。另一种情况是心律失常的发生可能与高血压病或其并发症（心脏肥厚扩大、心力衰竭、心肌缺血等）有关，如能及早控制高血压，可明显减少心律失常的发生。

1.日常护理

（1）不良情绪对高血压及并发症的控制极易形成负面影响。日常要注意调节心理平衡，消除紧张，保持一个良好的情绪。

（2）居住环境要舒适。保持病室内空气清新，温湿度适宜，床铺整洁、松软、舒适、安静、无噪音。

（3）降压药物选择的原则。

①因不同的高血压病合并存在快速心律失常时，首选的降压药

以β受体阻滞剂、钙拮抗剂、血管紧张素转换酶抑制剂或作用于神经中枢的药物较为适宜。

②高血压病合并缓慢心律失常时，选用的降压药以钙拮抗剂中的硝苯地平、血管扩张剂、非保钾利尿剂或α受体阻滞剂为宜，β受体阻滞剂或钙拮抗剂中的维拉帕米、地尔硫卓应禁用。

③患者因为频繁期前收缩（阵发性心动过速或心房纤颤发生）带来明显的心悸、不安等症状，可短期使用抗心律失常药物减轻其症状，如普罗帕酮、胺碘酮等。

④对缓慢心律失常患者，若症状较轻，常不必做特殊处理，可加用一些活血化瘀有利于提高心率的药物，避免一切影响传导功能或减慢心率的药物。

（4）对症状严重的缓慢心律失常患者，可考虑安置永久性人工心脏起搏器。

（5）运动要适量，本着"量力而动"的原则，不可勉强运动或过量运动，中老年人以散步、打太极拳等为宜。

（6）免受凉，预防感冒；避免突然的冷热刺激。

2.急救措施

如果患者病情较轻，偶尔出现房性期前收缩、室性期前收缩等，要注意休息，放松心情，并继续观察即可。如果患者病情较重，有明显的心悸、脉快、恐慌，甚至失去意识，无法测到血压时，必须先解开衣领，开放气道，进行人工呼吸，同时设法呼叫医生联系急救车。千万不可惊慌失措地等待，而延误了时间，失去抢救时机。

合并糖尿病

糖尿病患者约半数并发高血压。而糖尿病和高血压同时存在对人体危害极大，两者是大血管病变和微血管病变的危险因素加倍，可使心脏性死亡、冠心病、充血性心力衰竭、脑血管病变、肾脏损害和末梢血管病变危险性增加，其中大血管并发症是糖尿病致死的主要原因，微血管病变可导致糖尿病性肾病和视网膜病，亦增加心血管病的发生和死亡。所以两者同时存在时，除积极有效地控制血糖外，控制血压也是重要的预防措施。

1.日常护理

（1）高血压糖尿病患者在饮食上要做到低脂肪、低热量、低糖、高纤维的清淡饮食，以粗粮为主，细粮为辅；副食以蔬菜为主，瘦肉、蛋类为辅。不论每日三餐，还是多餐，均要吃饱，避免或减少饭前心慌、手抖、出汗等现象。

（2）为了避免引发心肌梗死，老年糖尿病患者应定期检查心血管病变情况，特别是感觉明显乏力、胸痛、心慌、气短及心律失常、血压降低等异常症状时，须及早去医院做一下心电图检查。

（3）高血压并发糖尿病患者的药物治疗应与非糖尿病者有所不同。优选的药物为抑制血管紧张素转化酶和钙拮抗剂，必要时可加用小剂量利尿剂和 β_1 受体阻滞剂。也可使用他汀类或贝特类药物，如果仍无法充分降脂达标，可使用缓释型烟酸类药物，如阿西莫司。这种药物可改善2型糖尿病患者血脂紊乱，对胰岛素抵抗和糖耐量的影响较小。

（4）高血压和糖尿病都是慢性疾病，需要长期坚持治疗，最好是进行连续监测。家庭监测的频率为：血压监测显示血压不稳定应每日监测2~3次；如血压稳定或控制良好，应每天监测1~2次，以利及时调整治疗。

（5）避免穿合成纤维衣服，机体对合成纤维过敏或衣服引起皮肤静电，前者导致组织胺类物质释放，后者则会改变体表电位差，从而使心脏电传异常，出现室性期前收缩。

（6）体位改变、运动要缓慢，避免剧烈动作。

（7）避免大喜大悲、忧思过度，以及惊恐、愤怒等，以免导致心脏神经功能及内分泌激素释放失衡，从而使心跳不规则。

（8）要保证卧室环境的安静，避免喧哗和嘈杂，这对于严重心律失常患者而言尤为重要。

（9）保护足部，每天坚持用温水清洗双足，使足部保持清洁；不能自己处理鸡眼或厚硬皮肤；尽量避免光脚或穿凉鞋行走；避免穿紧袜子和硬底鞋。

2.急救措施

（1）如果患者年纪不大，且病情较轻，偶尔出现的房性期前收缩、室性期前收缩等则不必处理，可注意休息，思想放松，并继续观察即可。病情较重时，特别是突然出现的心律失常，如室上性心动过速，快速心房纤颤，感觉明显心悸、脉快、恐慌，可根据以往经验口服常规药物，并注意休息，联系专科医院治疗。

（2）当出现恶性心律失常如心室纤颤，患者突然意识丧失，摸不到脉搏，也无法测到血压，必须先开放气道，解开衣领头向后倾，拳击心前区2~3次，观察心跳是否恢复，若未恢复可行胸外心脏按压，同时行人工呼吸。心脏按压与口对口呼吸以30∶2的比例进行，心脏按压的次数以100次/分左右为宜。同时呼叫医生联系急救车，在急救车和医生未到之前，不要停止心肺复苏急救，并注意观察心跳恢复情况。

合并尿毒症

很多人都知道高血压病患者容易发生脑卒中，其实高血压病与尿毒症的关系也十分密切。大量研究表明，15%的高血压病会发展为尿毒症，而血压的高低，直接影响着尿毒症的发生、发展、疗效和预后。所以高血压病患者应严密监测血压，预防尿毒症。

1.日常护理

（1）严密监测肾功能。尿毒症主要是由于肾功能遭到损害引起的，所以，患者一方面需要降低血压，以减少对肾功能的损害，另一方面，要严密监测肾功能。具体应做到以下几点。

①定期检查肾功能（内生肌酐清除率、血肌酐、尿素氮），最好每两个月检查一次。

②严密观察是否有尿毒症的早期症状，如疲乏无力、腰酸腿软等虚弱症状，食欲不振或恶心呕吐等消化道病变症状，以及面色萎黄、舌质淡、口唇和眼睑苍白等贫血表现。一旦发现相关症状，应及时检查肾功能，以确认有无异常。

③凡是内生肌酐清除率降低，或血肌酐、尿素氮升高的患者，

均应按照尿毒症早期治疗方案及时进行治疗。

（2）适量补充蛋白质，保证热量摄入，这是尿毒症饮食最基本的原则，一般认为热量摄入应为每千克体重104~146千焦；还要补充必需的氨基酸；尿量少者要限制盐和水分的摄入，一般每日摄入盐量要少于3克。

（3）合理选用降压药物和治疗方案。选用降压药的基本原则是无肾毒性，最好具有保护肾脏的作用。研究表明，血管紧张素转换酶抑制剂、血管紧张素Ⅱ受体阻滞剂、钙通道阻滞剂和β受体阻滞剂等降压药在降压的同时都有保护肾脏的作用。此外，在选用西药降压的同时，最好配以调节血压升降、补益肝肾的中药，这对保持血压的稳定和保护肾功能都具有良好的作用。

2.急救措施

（1）保持呼吸通畅，可以将患者下颌抬起，防止舌根后坠；若患者咽喉部有痰鸣音，应立即用小橡皮管吸出来；患者呕吐时，应将头侧向一边，使呕吐物、分泌物容易流出，也可用手帕、纱布缠裹手指，伸入患者口中清除呕吐物；若患者有义齿，应先取出。吸氧，并应用呼吸兴奋剂。

（2）给予强心、升压的药物，纠正休克。

（3）可以针刺合谷、太冲、人中、内关、足三里等穴，也可用手指掐压这些穴位，防止昏迷加深。

（4）及时请救护车，送往医院继续治疗。

第十二章

特殊高血压人群的防治、护理方法

妊娠高血压

妊高征的防治是减少围产期母婴死亡率的重要一环。孕妇在孕期一定要定期做检查，千万不要忽视早期症状，因为早期轻度的妊高征经过积极有效的治疗是可以治愈的。

1.孕期定期检查

（1）孕妇在孕期一定要定期做检查，尤其是在20~32周测血压和观察有无浮肿，千万不要怕麻烦而忽视了早期症状，因为早期轻度的妊高征经过积极有效的治疗是可以治愈或控制病情发展的。

（2）自我监测血压和每月定期进行肾功能检查；还应进行B超检查来监测胎儿的生长发育，进行早期胎儿成熟度的检查，有妊高征的产妇必须选择在38周或更早时给予分娩。

2.注意休息

采取左侧卧位以减少子宫对下腔静脉的压迫，使下肢及腹部血流充分回到心脏；若发现下肢浮肿，要增加卧床时间，把脚抬高休息。

3.饮食调理

（1）控制热能和体重，可以以孕期正常体重增加（整个孕期不超过12千克）为标准，调整进食量。孕前超重的孕妈咪，更要尽量少吃或不吃糖果、点心、甜饮料、油炸食品及高脂食品。

（2）控制脂肪摄入，并相应增加不饱和脂肪。

（3）适当限制盐的摄入，多食用高蛋白质食物。每日摄取80~90克的蛋白质，可以避免产生水肿现象。如发现贫血，要及时补充铁质。

（4）中国营养学会推荐，妊娠早、中、晚期每日的钙摄入量分别为800毫克、1000毫克、1200毫克。

4.用药

（1）治疗妊娠高血压的主要药物是甲基多巴，做辅助的药物包括利尿剂、α受体阻滞剂和β受体阻滞剂，与主要药物联合使用，降低主要药物剂量过大所致的副作用。

（2）原先有轻度高血压的患者应在受孕前或妊娠已被证实后停服抗高血压药物；原来有中度高血压的患者应采用甲基多巴治疗，开始可口服甲基多巴250mG，每日2次，并且可以增加至2克/日或更多，如出现过度嗜睡、抑郁和直立性低血压综合征等副作用，应停止服用。

肥胖高血压

流行病学调查提示，50%的肥胖患者同时有高血压，肥胖者高血压病的患病率是正常体重者的2～3倍。肥胖高血压病患者可能会发生严重的心血管及肾损伤。

1.控制体重

控制体重是治疗肥胖型高血压的重要方法之一。其减重最好的方式是控制热量摄入，坚持有氧运动。运动要循序渐进，持之以恒。对于肥胖者，减重不是一件容易的事，过度肥胖者，通过饮食和运动方式减重无效时，可考虑药物减肥治疗，但一定在专科医师指导下进行。常见的控制体重的药物有以下几种。

（1）食欲抑制剂，主要成分有西布曲明，可通过抑制去甲肾上腺素、5-羟色胺和多巴胺的再摄取，增强饱食感，如盐酸西布曲明。

（2）增加代谢药，如甲状腺片等，以增加代谢，促进热量的消耗。这类药不适合高血压等心血管病患者服用。

（3）减少营养吸收药物，如泻剂和纤维素制剂，包括中、西医药物。

2.用药

（1）对于高危、极高危高血压和减重疗效不佳的低中危险度高血压病患者，可选择血管紧张素转换酶抑制剂及血管紧张素Ⅱ受体拮抗剂，可增加胰岛素敏感性，改善糖脂代谢。

（2）钙拮抗剂降压作用强，对代谢无不良影响，也可作为一线药物，可首先选用，或与血管紧张素转换酶抑制剂及血管紧张素Ⅱ受体拮抗剂联合应用。

（3）小剂量利尿剂、选择性小剂量。受体阻滞剂可以作为联合用药，但因其长期、大量应用对糖脂代谢存在一定的不利影响，故对于肥胖型高血压病患者，不提倡首先单独使用，或将这两大类药物联合、长期应用。

3.饮食调节

（1）必须减少食物的摄入量，但要根据不同食物所产生的热量多少加以区别对待。在数量相同的前提下，有些食物产生的热量较多，如动物性食物（尤其是脂肪），可相对减少这一类食物摄入。

（2）应逐步减少每日的进食量，确定短期的减重目标和长期的减重目标，每日的减食量最多不能超过250克。例如，原来每日主食400～500克者，开始减食时可每天减少50克，7~10天后每天减少100

克，至每日减少150克时为止。原来每日主食500~650克者，开始时每日减食100克，至每日减食200克时为止。也可以根据体重减轻的速度来判断减量是否合理，一般以每星期减轻体重500克为宜。

（3）多食用豆制品，用豆制品代替一部分主食和副食，以减少动物性食品的摄入，达到减肥的目的。

（4）选用含膳食纤维高的食物，增加饱胀感。

（5）限制糖和盐的摄入；摄取含钙、维生素C和B族维生素的食物，如豌豆苗、莴笋、芹菜、丝瓜、茄子、葵花子、核桃、牛奶、花生、鱼、虾、红枣、韭菜、柿子、芹菜、蒜苗等；适量饮茶。

更年期高血压

高血压是更年期常见的多发病。女性进入更年期以后，有些人由于心血管调节功能紊乱，会导致血压升高，并且以收缩压升高为主，血压波动较大。更年期高血压持续时间比较长，而且这种血压升高的改变对血管皮下的损伤较大，容易发生动脉粥样硬化。所以，处于更年期阶段或者即将步入更年期的人要及时做好预防和治疗措施。

1.调整心态

由于更年期内会出现内分泌功能紊乱，尤其神经和体液系统会失去平衡，此时，机体需要经过一段时间的自我调整，才能达到新的平衡。因此，在此期间，女性应调整心态，解除思想顾虑，从容应付，并尽快适应。

2.限制饮食

应选择低胆固醇食物，多吃蔬菜、瘦肉、豆制品、鱼类等食物。尤其应多吃富含纤维素的蔬菜，以减少胆固醇在肠内的吸收；还应限制进食过多动物脂肪。

3.用药及日常监测

（1）更年期高血压先不要急着用药，如果血压不是太高，且不适症状不严重，可先观察3个月至半年，更年期症状缓解后血压就可能会降下来。如果血压较高者或血压持续升高，应当使用降压药物。对有心动过速、胸闷不适者可用少量镇静剂和β受体阻滞剂。

（2）一般认为更年期补充外源性雌激素对血压无不良影响，但部分人会出现血压升高的表现，因此，对采用雌激素替代疗法的妇女应予血压监测。

4.运动

可进行散步、快走、慢跑、中老年健美操、舞蹈、太极拳等运动，可以帮助人们舒缓情绪、增强体质。在进行快走时要注意，步幅要在70厘米左右，昂首挺胸，摆臂至胸前高度，每周至少走5天，每次要至少坚持走20分钟。当然，无论哪项运动都不能急于求成，应以不产生疲劳为度。

儿童高血压

高血压并不只是成人特有的疾病，实际上，儿童患高血压是很常见的，特别是有高血压病家族史，父母常常一方或双方有高血压者，其患者童高血压的机率也较高。研究表明，儿童及青少年原发性高血压有家族史者占50%以上。再者此类儿童往往比较肥胖，其患高血压的危险是非肥胖儿童的3倍。如果没得到应有的重视，高血压就会成为儿童今后健康成长的隐患，因此，家长必须加以重视。

1.定期测量血压、做健康检查

（1）从儿童3岁起就开始定期给他们测血压，对有高血压家族史、肾炎病史以及肥胖的4岁以上儿童，如果经常有头昏、头晕、心慌等症状，家长应提高警惕，尽早带孩子到医院测量血压，以争取早期发现问题，予以合理治疗。

（2）健康检查主要是检查有无肾脏及心血管方面的疾病，并进一步检查血糖，以区分高血压类型。

2.治疗重点

如果是继发性高血压，治疗重点在于控制原发病；如果没有发现原发疾病，仍宜定期随访；如果血压不是很高，应先用非药物治疗，消除一些不良因素。

3.减轻心理负担

给孩子减减压，对他们功课的"关心"少一些，对日常生活的干涉少一些，同时教孩子正确评价自己，增强他们的信心，提高精神状态。

4.用药

目前认为，适合儿童的降压药主要有血管紧张素转换酶抑制剂、血管紧张素Ⅱ受体阻断剂、β受体阻滞剂和利尿剂等。在医生的指导下，开始治疗时先用一种药物，由最小剂量开始，逐渐增大剂量直至血压控制满意的剂量，如果已达较大治疗量仍不满意，方可增加另一种药物，如血管紧张素转化酶抑制剂与利尿剂，或钙拮抗剂与利尿剂合用。

5.运动

儿童每天坚持运动一小时，足球、篮球、跑步等都是不错的选择，对高血压有防治作用。

6.饮食做到"三少"

"三少"是指少盐、少脂、少糖。特别是洋快餐以及碳酸饮料、糖果等过甜的食品，都应尽量从零食中划掉。

老年高血压

老年人是高血压病患者人群中一个重要的组成部分，据统计65岁以上的患者约占高血压病患者人数的35%。与其他高血压病患者相比，老年高血压病患者的血压特点通常是收缩压过高，而舒张压正常或偏低。

1.用药

（1）老年人的血浆蛋白含量低，药物与蛋白的合成相对较少，使游离的活性药物浓度相对较高。此外，由于老年人的器官功能已经逐渐衰弱，肝脏对药物的解毒能力较差，肾的排泄功能也大大减退，所以同等剂量的药物在老年人的血液中浓度较高，当这种浓度超标后，不但不能起到降压的效果，还可能引起其他的不良反应。一般来说，老年高血压病患者的用药剂量应该是常规用量的1/2～2/3，并定期检查肝、肾功能。

（2）当服用的某种药物不能控制血压时，就换另一种药物或小剂量联合用药。但换药不要过于频繁，要做到缓慢、温和、适度。

（3）老年人最好选用长效降压药，以减少血压波动，防止靶器官损伤。

（4）服药的同时定期测量血压，根据自觉症状和血压水平调整用药剂量，血压不宜降得过快或过低。

（5）如果老年人还服用治疗其他疾病的药物，应考虑药物之间的相互作用以及对血压的影响。特别要避免使用可能会引起体位性低血压的药物，如α受体阻滞剂（哌唑嗪等）。

（6）目前，适合老年人使用的降压药有利尿药、β受体阻滞剂、钙拮抗剂、血管紧张素转换酶抑制剂。

钙拮抗剂是老年高血压病患者的首选，适用老年各种程度高血压，尤其适合老年单纯收缩期高血压或合并稳定型心绞痛、周围血管或糖尿病。老年患者选药时可优先选用长效制剂，如氨氯地平、硝苯地平控释片、拉西地平等，可单用或与β受体阻滞剂、血管紧张素转换酶抑制剂联合使用。有心脏传导阻滞和心力衰竭者禁用非二氢吡啶类钙拮抗药，不稳定性心绞痛和急性心肌梗死者禁用速效二氢吡啶类拮抗药。

利尿药适合老年轻、中度高血压，尤其适合老年单纯收缩期高血压或并发心力衰竭者。

血管紧张素转换酶抑制剂作用较平稳，可保护或逆转靶器官损害，并对糖脂代谢有良好影响，适合老年高血压合并糖尿病或并发心功能不全、肾脏损害有蛋白尿者，双侧肾动脉狭窄、肾功能衰竭者禁用。老年人使用血管紧张素转换酶抑制剂一般宜小剂量使用，不耐受时可改用血管紧张素Ⅱ受体阻滞剂。

2.饮食

（1）老年高血压病患者由于味蕾退化，对味道的敏感性降低，往往偏爱咸味或口重的食物，因此在饮食中一定要更加注意低盐，每天摄盐量（包括酱油等调味料以及含盐分的食物）不超过5克，必要时可加入醋调味。

（2）老年人肠道功能减退，易患便秘，应多吃新鲜蔬果补充维生素C、无机盐和膳食纤维。

（3）多吃含优质蛋白的食物，如鱼肉、鸡肉、豆类等，少吃油条、炸糕、五花肉等甜糯油腻食物。

（4）戒浓茶，少饮酒，每日摄入酒精量不超过30克（女性减半）。

3.运动

（1）老年人体质相对较差，容易受到气候条件的影响，特别是天气炎热或寒冷时，要特别注意保暖或防寒，以防止血压波动导致中风。

（2）根据自身的特点制订运动计划，并采取循序渐进的方式来增加运动量。

（3）老年高血压病患者宜选择低强度的运动锻炼，如散步、快走、慢跑、太极、气功等，扭秧歌属于中等运动量，老年高血压病患者应慎重选择。一般来说，早期单纯性高血压、没有合并靶器官损害的老年人，如果没有冠心病，也没有心功能不全、心律失常、心肌肥厚等并发症，血压也控制得比较好，还是可以扭秧歌。

（4）运动时心率为本人最大心率的60%～70%，40岁以内心率控制在140次/分，50岁左右控制在130次/分，60岁以上控制在120次/分以内；运动时间以每次30~60分钟为宜，运动频率为每周3~4次为宜或隔日进行。

4.急救措施

当患者病情发作时，应立即绝对卧床休息，并且服用心痛定、降压乐、利血平等快速降压药。同时呼叫救护车，尽快送往就近医院系统治疗。

第十三章

高血压人群"吃什么""怎么吃"

切忌盲目进补

中医在长期的临床实践中总结得出，高血压病患者大多有肝阳上亢、肝肾阴虚、肾精亏虚等症状，而根据中医"虚则补之"的原理，在采用药物治疗或药膳辅疗时，应采取滋阴潜阳、平肝息风的方法进补。于是许多高血压病患者或其亲属便以此为依据，盲目购买补品服用。但是，不少人在进补后发现，血压虽然出现了短暂地下降，但身体却出现了种种问题。难道是药材失去效力了吗？

其实不然，高血压病患者进补的重点应为补阴，而一般补阳药如鹿茸、海狗，补气药如人参、黄芪等都是不宜随意使用的。即便是有明显气虚症状的高血压病患者，在使用补气药时也应采用药性平和的缓补药物，而且要在补阴的基础上补气、补阳，而不是单纯使用补气壮阳药物或者补品。之所以对进补药材的使用如此严格，是由药材的性质决定的。补气药具有升散的性质，补阳药具有升阳、温热的特性，高血压病患者在服用后，不仅不能起到平压降压的作用，反而会导致血压升高，出现"火上浇油"的副作用。

此外，高血压病患者进补时还要根据具体病情，选择不同种类、用量的进补药材和食物，因此，必须根据医嘱进行，盲目地、无节制地进补会导致身体因无法承受而出现健康"垮台"的现象。那么，高血压病患者应当选用哪些药材降压最好呢？中医认为，高血压病患者可选用生地、百合、银耳、葛根、枸杞子、五味子、莲子、桂圆肉等中药，以滋阴养血、平抑肝阳。对于因脾气虚弱、肾阳不足而出现头目眩晕、心悸气短、腰酸体软、食欲不振的患者，可适当选用黄芪、党参、山药、茯苓、杜仲、红枣等进行补益，以调整机体气血阴阳平衡，缓解其症状，使血压降低和稳定。当然，如果患者兼有其他的证候，不宜一味补阴，而是需要根据症状调整进补用药。

此外，对于兼备补气与养阴功能的西洋参，高血压病患者必须在血压平稳之后酌量服用，以扩张血管、降低血压，但切忌用量过大。限定热量，一日三餐安排好。

不口渴也要喝水

不口渴，就代表人体内含有充足的水分，不用喝水了吗？这是一个很大的误区。口渴是神经系统对体内缺水的反应，当你感觉得到口渴时，实际上已经处于"脱水"状态了。尤其对于高血压病患者来讲，水更是具有至关重要的作用，如果不能及时补充水分，会导致病情恶化。

高血压病患者本身极易出现血管失去弹性引起的血管壁变厚，血管内腔狭窄，以致出现血液循环不良的现象。尤其是一些老年高血压病患者，红细胞与白细胞等固体成分占的比率增高，尿素与尿酸等代谢产物的排泄不良，所以血液黏度增加。黏度增高的血液勉强地通过动脉硬化血管的管腔，容易引起血管堵塞，形成脑血栓，导致脑梗死和心肌梗死。

补充水分是改善血液循环的有效途径，因为水可以稀释血液，使血液恢复流畅的状态；反之，如果不能及时补充水分，则会进一步促使血液黏度增加，从而引起血压升高，甚至形成脑血栓。同时，人体缺失水分也会使大便干燥，容易引起便秘，这也是导致血压升高的重要原因。

要注意的是，不要一次性喝水过多，否则很容易在短时间内增加血液循环量，从而引起血压一时性上升，所以，高血压病患者一天之中应多喝几次，每次少喝一点，一天饮水总量合计在1000～1800毫升左右为好。特别要注意的是，早晨时一定要喝一杯温开水。

有研究发现，很多高血压病患者经常会在早晨出现头晕、眼花、心悸等症状，而大多数伴有脑血管硬化的患者在早晨还会因为血液浓度增高而形成脑血栓。此外，由于高血压病患者多数具有动脉粥样硬化的特质，因此，在上午9～10点最容易出现肢体麻木、乏力甚至偏瘫的现象。高血压病患者应在清晨起床之后适量饮水，使水分渗入血管，让血液黏稠度恢复正常水平，以有效防止清晨血压升高现象的出现。水的温度一定要掌握好，一般来说将煮沸的水晾凉至40℃时最为健康。

喝水 "吃硬不吃软"

水质的软硬是以水中钙、镁离子的含量计算的，通常钙、镁离子的含量越高的水，硬度就越高，当硬度达到16°～30°时就会被称为硬水。一般来说，泉水、深井水等从底层深处流出的水属于硬水，地面水通常为软水。

据研究发现，日常饮用水的软硬与高血压的发病及病情轻重有着明显的关系。硬水中含有镁离子，能够补充身体所需，改善因为动脉血管壁肌细胞因缺镁造成的钙流失，避免动脉痉挛和血压升高，并降低高血压并发的心肌损伤和心肌梗死的发生几率。据统计，长期饮用硬水的人要比饮用软水人的心脏病死亡率低25%，而且长期饮用硬水的人群的血压、血清和胆固醇都比饮用软水的人低。

此外，硬水改善高血压还体现在以下两个方面：

（1）硬水中的钙、镁离子具有帮助人体排钠的作用，可以有效地降低人体钠离子的浓度，降低钾离子的流失量，保护血管壁，降低血流阻力和心脏负担。

（2）钙、镁离子可以将肠道内的脂肪分解成无毒成分，减少体内脂肪堆积，有利于预防高血压、高血脂的产生。

三餐营养搭配食谱设计方案推荐

由于肥胖是引发高血压的一个重要病因，所以，高血压病患者必须吃低热能食物，总热量控制在每天836兆焦左右，并尽量做到平衡膳食，每天主食150～250克，其中动物性蛋白和植物性蛋白各占50%为宜。下面介绍两例食谱设计方案，供高血压病患者参考。

例一

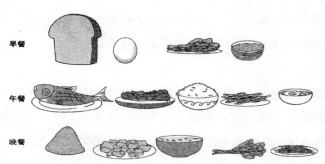

早餐：面包50克，煮鸡蛋1个，香油拌莴笋丝150克，小米粥50克。

午餐：红烧鲤鱼100克，炒菜200克，大米饭100克，炒肉丝25克，鸡蛋汤100克。

晚餐：玉米窝头50克，炒肉片50克，玉米粥50克，青菜200克，豆腐丝50克。

例二

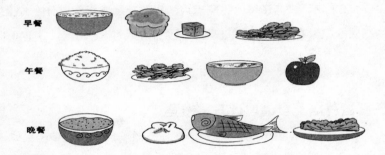

早餐：大米粥50克，蒸糕（面粉、玉米面、白糖混合糕）60克，豆腐乳1块，海米拌菠菜（菠菜80克，海米20克）。

午餐：大米饭200克，肉丝炒菜（青菜100克，瘦猪肉50克），紫菜豆腐汤（豆腐200克，紫菜50克），水果（苹果或香蕉）200克。

晚餐：玉米粥80克，豆包（面粉50克，赤小豆20克，白糖5克），清炖鱼（鲤鱼150克），炒青菜（青菜200克）。

温馨提示：

不伴有肾病或痛风的高血压病患者，宜多吃大豆、花生、黑木耳（或白木耳）及水果等。

早餐一定不可少

治疗高血压的目的是控制血压平稳，使过高的血压下降，但是血压不是越低越好。特别是服用降压药的高血压病患者，如果血压偏低，就会出现头昏、无力、记忆力下降、精力不易集中，严重时还会引起胸闷、气短、心绞痛，或者晕厥。原有心脑血管硬化者，可因血压过低发生脑梗死，或者心肾功能减退。由此可见，防止低血压，对高血压病患者的健康也是十分重要的。

防止低血压，除了适当服药、注意防暑防寒、减少出汗外，还有一点很重要———吃早饭。早饭对人体一天的能量供应相当重要，不吃早餐，人体的血糖、蛋白质等都不能得到相应补充，血糖便会降低，随之而来血压也会降低。再加上高血压病患者一般在早晨服用降压药物，血压下降的幅度就更明显了。因此高血压病患者一定要吃早餐，并且要吃"好"早餐。

（1）全麦食品以及米面制品、粥类等主食。主要提供热量，含有丰富的淀粉、少量维生素B及植物性蛋白质。特别是全麦食品，对预防心脑血管疾病有一定的好处。凌晨是心血管发生堵塞的几率最高的时段，这一危险状况通常会持续到早晨。早餐时若能及时吃点有助于软化血管、调节胆固醇的食物，如燕麦片、全麦面包等，血管硬化的状况会更好地得到改善。此外，全麦食品中富含人体所需的多种维生素、矿物质、纤维素等，可以补充人体在夜间的消耗。

（2）豆浆。豆浆中含有丰富的优质蛋白质及多种人体所需的微量元素，其营养价值与牛奶相近，但含量更为丰富。另外，豆浆中所含的丰富的不饱和脂肪酸、大豆皂甙、异黄酮、卵磷脂等几十种对人体有益的物质，具有降低人体胆固醇、防止高血压、冠心病、糖尿病等多种疾病的功效，还具有增强免疫的功能。与牛奶相比，豆浆还有一个优势，它不含有乳糖成分，更易被人体吸收。豆浆营养丰富，也不宜多喝，每天早晨250~500毫升豆浆可满足营养需要。

（3）蔬菜瓜果类、肉类。含有丰富的纤维质、维生素A、维生素C和矿物质，增强身体抵抗力。如果清晨食欲不振，可将蔬果打成汁饮用，或做成沙拉。沙拉里面可加一些含油脂较少的肉食，以适当增加脂肪的摄入。

此外，还需注意食物的温度，尤其是心血管疾病的患者，尽量不要进食冰冷的食物，以防血管过度收缩，而产生脑出血或其他并发症。

每日补充维C降血压

很多人对维生素C都不陌生，但很少人知道维生素C还有降压的功效。下面我们就来详细认识一下维生素C，了解它在降压方面的奇效。

维生素C，又叫抗坏血酸，是一种水溶性维生素，其最主要的作用是通过抵抗人体细胞核血浆的氧化来减少自由基对身体的损害。有关人员研究发现，每日补充维生素C，可以显著降低高血压。在试验中，每日服500毫克的维生素C，一个月后，试验对象的高压、低压都降低了9%，患者的高压从155毫米汞柱降到142毫米汞柱，低压从87毫米汞柱降到79毫米汞柱。为什么维生素C能起到降压的效果呢？这是因为维生素C可使胆固醇氧化为胆酸排出体外，从而改善心脏功能和血液循环，进而降低血压。这一研究发现具有很大的意义，尤其是对血压偏高的患者帮助极大。有了这项发现，高血压病患者就可以通过摄入维生素C把血压降到可以接受的范围之内，并且不产生通常药物具有的副作用。另外，维生素C能促进细胞间质的合成，增强毛细血管的抵抗力、降低毛细血管通透性和脆性，这是维生素C用于预防高血压脑出血的原因。

维生素C在人体内不能合成，为了满足人体对维生素C的需要，我们必须通过食物来补充。对于高血压病患者或是有高血压倾向的人来说，每天更应该补充适量的维生素C，多吃一些富含维生素C的食物。花椰菜、甜瓜、青椒、柚子都是维生素C的良好来源，橘子、大枣、番茄、芹菜叶、油菜、小白菜、莴笋叶等食物中，也均含有丰富的维生素C，可适量食用。

常见食物的维生素C含量表（每100克食物）

食物	含量（毫克）	食物	含量（毫克）
酸枣	900	猕猴桃	420
鲜枣	380	沙棘	204
草莓	80	橙子	49
枇杷	36	桂圆	71
橘子	30	柿子	30
香蕉	10	桃子	10
菠萝	<10	柠檬	22

（续表）

食物	含量（毫克）	食物	含量（毫克）
葡萄	5	无花果	5
苹果	5	西瓜	5
椰子	5	梨	4

高血压病患者适当补钾

钾在人体内主要的生理功能是维持神经肌肉的正常兴奋性，并且直接参与肌肉的收缩；钾还是细胞内的主要正离子，对维持细胞内的渗透压起着非常重要的作用。

如今，人们也发现了钾与高血压之间存在着密切的关系。钾能使动脉扩张、降低外周血管阻力；促进尿钠排泄，诱导钠利尿，减少体内液量，降低心血管的负担，从而降低血压。而且钾对血管有保护作用，可防止动脉壁不受血压的机械性损伤，从而降低高血压病和中风的发病率。此外，补钾对高血压者和钠摄入量高者的降血压效果更为显著。实验证明，每天补钾60毫摩尔，可使平均收缩压降低44毫米汞柱，平均舒张压降低2.4毫米汞柱。既然钾对高血压病患者有益，那么高血压病患者就应该适当增加钾的摄入。

目前，我国普遍存在摄钾量不足的现象，所以应该适量补钾，这对高血压病患者更为重要。我国规定成人每日摄钾量为2～3克，补钾的方式主要有药补和食补两种，其中食补既安全又方便。常见的富含钾的食物主要包括豆类、黑枣、杏仁、核桃、花生、土豆、冬菇、竹笋、瘦肉、鱼、苋菜、油菜及大葱等根茎类蔬菜；香蕉、枣、桃、橘子等水果含钾也比较丰富；豆类中豌豆、毛豆的钾含量均较高。

高血压病患者补钾时要循序渐进，不要急于求成，不能使用静脉推注氯化钾的方法进行补钾，以免引起生命危险。还需要注意的是，高血压患者在服用排钾利尿的降压药后，排尿增多，钾也随之排出体外，这样出现低钾的可能性就会加大。所以，服用这类药物治疗的患者，更应该注意补钾。

摄入适量的蛋白质

蛋白质是人体不可缺少的七大营养素之一，是一切生命的物质基础，是肌体细胞的重要组成部分，是人体组织更新和修补的主要原料。不管是从每个细胞的组成到人体的构造，从生长发育到受损组织的修复，从新陈代谢到酶、免疫机制及激素的构成，还是从维持人的生命力到延缓衰老、延年益寿，都离不开蛋白质。

近年来，国内外有关学者对蛋白质的摄入与高血压的关系进行了深入研究。结果发现，多摄入优质蛋白质，高血压的发病率会下降，即便是高钠饮食，只要摄入高质量动物蛋白，血压也不升高。比如，一些沿海地区的渔民，长期的海上作业使他们精神高度紧张、睡眠时间少，钠的摄入量高，可以说存在许多高血压的危险因素，但是渔民的高血压患病率都比较低，冠心病和脑血管病的发病率也较低。这引起了有关专家的注意。通过研究发现，这可能与渔民膳食中蛋白质和不饱和脂肪酸含量高有关。

那么，优质蛋白质预防高血压的机理究竟是什么呢？

研究发现，优质蛋白质能预防高血压，可能是由于优质蛋白能通过促进钠的排泄来保护血管壁，或通过氨基酸参与血压的调节而发挥作用的结果。这一发现，对高血压病患者的饮食很有帮助。既然优质蛋白质能预防高血压，那么高血压病患者就应该摄入适量的优质蛋白质。高血压病人每日蛋白质的摄入量要适当，每千克体重摄入1克为最为合适。为什么这样规定呢？这是因为，人体内的蛋白质、脂肪和碳水化合物之间是相互转化的，如果摄入的蛋白质太多，就可能转化为脂肪、碳水化合物，慢慢地就会引起肥胖、血管硬化，从而造成血压升高。另一方面，在蛋白质的分解过程中可产生一些具有升压作用的胺类，这些物质在肾功能正常时能进一步氧化成醛，由肾脏排出体外。但是，如果肾功能不全或肾脏缺氧，就会导致胺的蓄积，可能产生升压作用。

所以说，高血压病患者一定要清楚，优质蛋白质有一定的降血压作用，但它也可能会升压。因此，高血压病患者在日常的饮食中应适当地选择动物蛋白，如鸡、鸭、鱼、牛奶等，优质鱼尤其不可少，但是切记不要太贪，过量食用。

常吃富含纤维素的食物

食物纤维是那些不能被人体消化吸收、以多糖类为主体的高分子物质的总称，可分为不溶性纤维素和可溶性纤维素两大类。

纤维素虽不能被人体吸收，但是，它能把进入肠胃的营养食物加以松动，有助于消化。所以，纤维素也是人体必需的营养素之一。同时，大量纤维素可刺激肠道加速蠕动，阻止肠道对胆固醇的吸收，加快其排泄，预防和解除便秘；可溶性纤维素中的果胶纤维结合胆汁酸而阻碍其吸收，帮助胆固醇由血液转移出去。另外，纤维素可以刺激新陈代谢，特别是对过胖的人有减肥作用，可以有效防止高血压病的发生，对高血压病患者也可起到降低血压的作用。

一般含有丰富纤维素的食物有燕麦、荞麦、小扁豆、玉米、青豆、土豆、薯类、水果和绿叶蔬菜等，高血压病患者宜常食。

补钙降压，一举两得

目前科研人员发现，人体缺钙也会引起高血压。

据美国医学杂志报道，每日食钙量少于0.5克的孕妇比食钙量大于1克的孕妇高血压发病率高10～20倍，并且每日食钙量小于300毫克者的高血压的发病率是每日食钙量大于1200毫克者的2～3倍。人们日均摄钙量每增加100毫克，平均收缩压水平可下降2.5毫米汞柱，舒张压水平可下降1.3毫米汞柱。由此可见，钙吸收减少对高血压是不利的。

国外有学者对580例高血压病患者和330例正常人进行试验，让他们每日服用超过正常规定量800毫克的钙，8周后发现高血压病患者收缩压和舒张压都有下降，而正常人却丝毫不变。那么，补钙为什么能降低血压呢？目前专家分析认为，可能由如下机制所致：

①钙结合在细胞膜上可降低细胞膜通透性，使血管平滑肌松弛；②钙自身可阻断钙通道，使细胞外的钙离子不能进入细胞内；③维持足够的高钙摄入，可抵抗高钠的有害作用。

还有学者认为，40%的血压升高与甲状旁腺有关。甲状旁腺可产生一种耐高热的多肽物质，这是引起高血压的罪魁祸首，称为"致高血压因子"。这种因子的产生受低钙饮食刺激，而高钙饮食则是它的克星。由于近十年来研究证实，膳食中钙不足可致血压升高，因此，及早注意饮食中钙的供应和吸收，对高血压防治是有益的。

补钙的最佳食品来源是豆类食物，应当注意的是，吃煮黄豆只能吸收65%，吃豆腐可吸收93%，而豆浆却可吸收95%，而且豆浆中的铁质、维生素A、维生素B比牛奶高，高血压病患者可适当多饮用一些。

饮食不要过饱

人体机能正常运转所需的营养素，基本上都靠饮食来获取。如果长期饮食数量不足或食物量不够好或患慢性消耗性疾病，就会导致营养不良。但是，饮食过饱也不是良好的饮食习惯，高血压病患者更忌长期饱食。

每餐饮食过饱，使血液过多地集中在胃肠，导致心脏、大脑等重要器官相应供血不足，从而引起血压升高。饱食还会使胃肠的负担加重，使消化液供应不足，甚至会引起消化不良。

同时，长期饱食，摄入的营养量超过机体的需要量，不但会有多余的脂肪贮存在体内，而且多余的糖和蛋白质也会在体内转化成脂肪贮存起来，贮存的这些脂肪大多分布在皮下、肝脏、腹壁以及腹腔内的大网膜和肠系膜上，会造成腹压增高、腹壁肌肉松弛、腹部向外突出。脂肪过剩一方面会引起肥胖。另一方面导致走路困难，而且稍微活动一下就会气喘。这对于高血压病患者来说都极为不利。

因此，高血压病患者应该在有利于降低血压的基础上，科学控制饮食数量和质量，最好是少食多餐，切忌饮食过饱。

在这里特别提示的是，高血压病患者一定要控制早餐进食量，尤其是在天气寒冷或雾雪天，气压低、湿度大，患有高血压、冠心病及呼吸道等疾病者吸入湿冷空气，会引起血管收缩，出现血压升高、心率加快、咳嗽、心慌不适等症状，甚至会诱发哮喘、心绞痛、脑出血等。所以早餐的数量要适可而止，质量高一些，不至于过饱而又有充足的能量，抵御低气压、雪、雾的寒冷。

烹调用好油，用油要适量

脂肪摄入过多是引起肥胖和高血压病的重要因素，而高脂肪、高胆固醇饮食更是容易导致动脉粥样硬化，所以，高血压病患者在烹调时不应摄入过多的动物性脂肪和胆固醇，而尽量多采用植物油。

日常食用的植物油有豆油、花生油、菜籽油、玉米油等，均含有大量的不饱和脂肪酸，是高血压、动脉硬化和冠心病患者的"康复油"。植物油中的不饱和脂肪酸进入人体后，变成二十二碳脂肪酸，该物质是合成前列腺激素的主要原料，是前列腺素前体。研究表明，前列腺素除能扩张血管、降低血压外，还能防止血液凝固，预防和减少动脉粥样硬化的发生和发展。此外，不饱和脂肪酸有抑制血栓形成的作用，可调整胆固醇代谢，促进胆固醇氧化，生成胆酸，并进一步与胆固醇结合成不饱合脂肪酸胆固醇酯，增加血液胆固醇的代谢。

另外，植物油中的维生素E还有延长血小板凝聚的作用，也可以预防脑血栓；所含的大量亚油酸，对增加微血管弹性，预防血管破裂，防止高血压并发症有一定作用。

基于上述原因，高血压病患者为了防止动脉硬化逐渐加重及其并发症发生，平时烹调应注意选择植物油，少用动物油。不过，植物油虽然对人体有益，但是摄入过多也会对高血压病患者产生负面影响。毕竟脂肪摄入过多会增加热量。研究表明，1克植物性脂肪可产生9千卡热量。热量增加，体内脂肪分解自然减少，体重便会逐渐增加。此外，植物油的食用并不能使血中原有胆固醇降低，反而会使胆结石的患病率比吃普通食物者高，因此，过多的摄入植物油对高血压病患者也无益处。高血压病患者宜常食植物油，但同时必须控制食用量。

盐和味精少用点

盐和味精是日常烹饪中最常用的调味品，适量使用能令菜肴味道更加鲜美，但经调查发现，盐的过量摄入与高血压病的病发存在着密切的关系。当盐进入人体后，会被分解成为钠离子和氯离子。如果人体脏腑机能运作正常，多余的钠离子就会通过肾脏排出体外，保持人体内水钠代谢的平衡。然而，由于高血压病患者肾脏功能较弱，如果盐分的摄入量超过了肾脏的排泄能力，就会造成钠离子的大量囤积，使细胞内液的水分向细胞外渗透，增加回心血量以及心脏的血液输出量，会导致血压升高。

而味精的成分中有10%～40%为氯化钠，它在人体中的作用与盐极为相似，过量食用同样会导致人体内的钠离子含量增加，加重高血压病病情。

因此，高血压病患者需要控制盐和味精的摄入，不能为了追求菜肴的味道而忽视了自身的健康。

常食醋，食好醋

醋不仅是一味调味品，还具有预防改善高血压的作用。根据日本大学的一项调查显示，高血压病患者每天饮用15～30毫升苹果醋，八周后血压就比未饮用醋饮料的人降了15～30毫米汞柱。为什么喝醋有如此神奇的功效？中医认为，醋味酸、甘，性平。归胃、肝经，在我国传统的食疗中具有重要的作用。

1.开胃消食

醋具有刺激食欲、开胃消食的作用。适量饮用可以调节食欲，刺激胃酸分泌，有助于减轻胃肠负担，改善心脏供血，减少因胃肠功能紊乱导致的血压升高现象。不过，胃酸过多者不宜多食用醋。

2.预防高血压

经过研究发现，醋具有降低患高血压、动脉硬化、冠状动脉心脏病的作用。因为醋中含有的皂素，能使血管壁上附着的脂肪溶解并排出，起到软化血管，降低血清胆固醇含量的作用。此外，水果醋中富含的矿物质钾，可以促进机体排钠，防止因肾脏毒素沉积造成的血压升高。

3.有助钙的摄取

在日常烹调中，醋可以使骨头中的钙质更快地溶解，以利于身体的吸收和利用，从而提高人体中钙离子的含量，对高血压的防治起到帮助。

4.不良食醋方法

虽然醋对防治高血压有着众多好处，但如果不注意食用方法，非但起不到应有的作用，还会导致血压升高。

（1）喝醋减肥：喝果醋、吃醋泡黄豆减肥的方法都曾风靡一时，支持这种方法的人认为，醋对身体的新陈代谢有促进作用，可以防止脂肪堆积，达到减肥瘦身的目的。于是，很多患有肥胖症的高血压病患者就开始使用这些方法试图减轻体重、降低血压。但是营养师认为，如果希望通过喝醋、吃醋泡黄豆轻松减肥，那一定是要以果醋代餐或以米醋泡黄豆代替其他高热量的零食，而不能进食其他食物。只有这样才能达到减少热量摄入、减肥瘦体的目的。

但是，长期使用这两种减肥方法会导致身体营养失调，使身体受到严重损伤，加重心、脑、肾负担，加重动脉粥样硬化程度，引起血压升高，严重的还会诱发各种高血压病并发症。

此外，由于大多数果醋饮料在制作过程中为了提高口感，添加了大量果糖，过量饮用后不但不能起到控制热量摄入的作用，还会使碳水化合物的摄入量增加。结果往往是减肥不成反增肥，这对高血压病患者来说无疑是雪上加霜。

（2）空腹喝醋：会对胃产生强烈地刺激，致使胃酸分泌过多，极易发生胃胀、胃酸、胃痛等症状。因此，喝醋前一定要吃一点东西，这样才能帮助消化而不至于刺激肠胃。除此之外，高血压病患者还应掌握好喝醋的时间。人体经过一上午的劳作后，会产生大量乳酸，情绪也比较焦躁，此时喝醋有助于提高氧气代谢率，清除体内沉积的乳酸，起到消除疲劳、改善症状的作用。

高血压病患者饮茶有讲究

茶受到人们的喜爱，不仅仅是因为喝茶是一种极优雅的艺术享受，更是因为喝茶对人体有很多好处。茶叶含有茶碱、茶多酚、维生素C、维生素P、B族维生素、咖啡因等，具有兴奋神经、增强心肌收缩力、增强血管韧性与弹性等作用。研究发现，茶多酚可以促进维生素C的吸收，维生素C不但可以降低血中胆固醇，而且能增强血管的弹性及渗透能力；维生素P能扩张血管，使血压下降；茶叶中的茶碱能扩张血管，对降血压也有利；茶叶还具有利尿排钠作用，也有利于血压的下降，所以说，饮茶有利于高血压的防治，高血压病患者应该适量饮用。

但是，喝茶可不是张口就喝那么简单，这也是有讲究的，稍有不慎就会影响健康。尤其是高血压病患者，饮茶时更是有很多讲究。由于茶叶中含有较多的鞣酸，如果饭后就饮茶，鞣酸可能会与食物中某些微量元素结合，影响吸收，时间长了可能会造成体内这些元素缺乏。茶越浓，越容易降低某些微量元素的吸收，这也是爱喝浓茶的人易发生某些元素缺乏的原因所在。人在进食后0.5～1小时，食物中的大部分微量元素已经吸收完毕，这时再饮茶就没有干扰吸收的情况出现了，此时是最合适饮茶的。

茶叶中含有咖啡因，有兴奋中枢神经的作用，人体饮用茶之后能使心率加快，心脏负担加重。不过如果饮用的茶水不浓，这种影响是很小的。但是，如果饮用的茶水过浓，就可引起这些副作用，对高血压病患者来说是很不利的。因此，高血压病患者可以适当喝茶，但应避免喝浓茶。

另外，茶叶中存在物质也会和药物或元素发生各种化学反应，影响药物疗效，甚至产生毒副用。所以，高血压病患者在服用药物时应禁饮茶或避开饮茶时间。由此可知，高血压病患者应该适量饮茶，但是更应该学会怎样饮茶，这样才能有益于血压的降低。

不要盲目节食减肥

虽然并不是所有的肥胖者都患有高血压病，但是肥胖确实与高血压病有着密切的关系。因此在对高血压病的防治过程中，减肥一直被视为一项重要的任务，特别是对肥胖的高血压病患者来说。于是节食就成了一个最常被使用的方法。然而，盲目节食不但能减肥，反而会导致体重增加，并引发其他疾病。

单纯的节食在刚开始的时候的确可使人变瘦，但是当摄入的热量长期达不到机体正常工作的需要时，身体就会动用人体内储备的脂肪以及蛋白质进行分解供能，同时还会通过降低新陈代谢、减少热量消耗来适应这种热量摄入不足带来的影响。而最终的结果就是基础代谢被降低，致使热量在体内堆积，不但没能瘦身，还会比以前更加肥胖。

此外，过度节食还会使身体所需的营养元素摄入量严重不足，长此以往，不但高血压病不会得到控制，还会出现脱发、厌食、骨质疏松、贫血、女性子宫脱落、记忆力衰退等症状。另外，由于热量供给不足，微量元素缺乏，还会引起交感神经亢进以及心肌细胞纤维萎缩，从而诱发心律不齐引发并发症，甚至猝死。

因此，高血压病及肥胖患者应该有节制的饮食，即有选择性地减少过量的富含饱和脂肪酸、胆固醇等食物的摄入量，多食用富含优质蛋白质、不饱和脂肪酸、膳食纤维及维生素的食物，并通过增加适量运动提高瘦身减肥的效果。

远离不健康的食物

对于高血压病患者来讲，有以下几类食物是不利于病情的，日常生活中要多加注意。

1.高胆固醇、高脂肪食物

高血压病患者的饮食原则之一就是严格控制热能摄入量，而动物类食品内正含有可以转化为热能的大量动物性脂肪，且其饱和脂肪酸含量很高。研究发现，膳食中饱和脂肪酸会严重影响血压，尤其是明显地影响高血压病患者的血压。究其原因，医学界认为主要与饱和脂肪酸增加血液黏稠度引起或者加重动脉粥样硬化有关。同时，长期食用胆固醇高的动物性食物，如动物内脏、脑髓、肥肉、贝类、乌贼鱼、动物脂肪等，可引起高脂血症，促使脂质沉积，加重高血压。

当然，少吃并不是不吃动物类食品。也有一些对降低血压有益，比如鱼类。鱼类蛋白质可改善血管弹性和通透性，增加尿钠排出量，从而降低血压。所以，高血压病患者可以每周进食2~3次鱼类蛋白质。此外，也可以少量选用鸡肉、鸡蛋清、猪瘦肉等动物蛋白。

2.高嘌呤类食物

嘌呤是核酸的分解代谢产物，它在人体内会被氧化成为尿酸，通过肾脏排出体外。当人体摄入过多含高嘌呤的食物时，就会导致血液中尿酸浓度升高，增加肾脏负担，长此以往会使肾脏受到严重的损害。而对于高血压病患者来说，肾脏功能通常比常人弱，这就进一步加大了尿酸排出的障碍，也增加了高尿酸血症、中风和冠心病的病发率。此外，当肾脏无法将过量的尿酸排出体外时，它们就会在关节的软骨和肾脏处沉积，引发痛风和肾结石。

因此，高血压病患者必须在日常饮食中控制对高嘌呤食物的摄入量。而了解日常饮食中食物的嘌呤含量，能更好地帮助高血压病患者进行食材的选择，避免嘌呤摄入过多导致的血压升高。

常见的高嘌呤食物有：动物的内脏和骨髓、鱼虾、贝类、肉类（包括肉汤、肉馅）、腌制食品、罐头食品、豆类及其制品。含嘌呤很少的食物有：蔬菜、水果、五谷杂粮等。

嘌呤物质不仅仅存在于食材中，不当的烹调方式也会使食物中的嘌呤物质成倍增加。比如深受人们喜爱的火锅，在涮、煮的过程中由于一直使用同一汤底，所有涮食食材的营养成分都会溶解在其中。再加上羊肉、牛肉、鸡蛋、粉丝、蔬菜、土豆、虾、蟹肉等火锅常见菜品中嘌呤含量都相对较高，因此随着时间的延长，锅底中溶解的嘌呤物质也会不断增加，而人对嘌呤的摄入量也在不知不觉中成倍增长。

因此，高血压病患者不但要注意食材的选择，还应尽量避开长时间涮、煮等烹饪方法。在烹制食物之前，还可通过对食材的处理来降低食物中的嘌呤含量。例如，在烹饪鱼、肉类食物时可先将食材进行焯水，然后再进行其他方式烹饪；还可以选用烤箱对鱼、肉类食材进行烹制，在烧烤前可将食物用锡纸包好，这样不但可以吸去肉中溶出的油脂，还能将嘌呤一并吸去。

3.高热量食物

在日常饮食中摄入的热量，通常是作为供给机体正常运转的能量，如果高血压病患者摄入的热量正好能满足身体所需，就可以使血压在保证机体正常运作的同时处于稳定状态。但是，如果热量摄入过多，与机体所需无法平衡时，就会导致高血压病患者新陈代谢紊乱，将无法吸收的热量转化成脂肪堆积在体内，增加血管外周阻力，加重心脏的负担，造成血压升高。一般来说，成年人的体重每增加2.5千克左右，血压就会出现明显的升幅趋势。

此外，由于通常情况下高血压病患者体内的脂肪组织含量比常人多，而活动性组织却在相对快速地减退，因此消耗热量的速度也就较慢，如果还不注意控制高热量食物的摄入，就会导致热量严重过剩，加重脂肪的堆积程度，使体重增加。

虽然很多高血压病患者都明白这个道理，但是面对美食还是很难抵挡诱惑。因此在日常的饮食中，不妨用低热量的美食来取代高热量的美食，例如，将烹调方法由煎炸改为清蒸或者烤煮；多食用瘦肉，少食用肥肉；将碳酸饮料换成苏打水加柠檬片；将巧克力换成坚果等，这样就可以在尽享美食的同时降低热量的摄入。同时，高血压病患者还可应根据身体条件增加相应的锻炼，使热量的摄入与消耗到达基本平衡的状态，这样就可以有效保持体重，平稳血压了。

4.高胆固醇食物

胆固醇又叫做胆甾醇，它广泛地存在于动物体内。当这种低密度脂蛋白摄入过多时，就会直接在血液中堆积，造成血管阻塞，不但会使血压升高，还会直接影响到心、脑，增加冠心病、脑血栓、心肌梗死的发病几率。

人体血液中的胆固醇除了20%是在体内合成的，其余全部来源于食物，因此要降低血清中胆固醇的含量，就一定要从饮食上进行控制。特别是高血压病患者一定要谨慎食用蛋黄、动物内脏、鱼子、虾、蟹黄、墨鱼等高胆固醇食物。正确掌握常见食材中的胆固醇含量，对减少胆固醇的摄入起着至关重要的作用。此外，经常食用大豆、茶叶、大蒜、茄子、香菇、木耳、洋葱、海带、鱼类、植物油等富含不饱和脂肪酸的食物也有利于降低体内胆固醇，预防高血压病病情恶化。

5.咖啡

咖啡是一种刺激性饮料，具有提神、利尿、消脂、抗氧化的功效，是深受当代人喜爱的一种饮品。因此很多人对咖啡都极为上瘾，他们不但用咖啡提神，还会用咖啡代替日常饮用水。

但这种优雅、富有情调的饮品如果过量饮用，对于高血压病患者来说就会成为一种"毒药"。因为过量饮用咖啡，会使咖啡因的摄入过量，造成副作用大于功效的现象，对身体造成严重的伤害。

当人体摄入的咖啡因过量时，就会造成中枢神经系统兴奋过度，使人产生烦躁、神经过敏、肠胃功能紊乱、心率失调等症状。过度的兴奋还会导致肾上腺素分泌过多，致使心动过速，血压升高。此外，长期过量摄入咖啡因还会导致神经紊乱，引起失眠和焦躁，特别是在精神紧张，压力过大的时候，咖啡因还会进一步引起血压上升。这对高血压病患者来说无疑是雪上加霜，稍有不慎就会引发脑溢血、心肌梗死等心脑血管疾病地突发，严重危及生命。

除了咖啡，高血压病患者还应节制饮用含有咖啡因的饮料，目前市场上常见的可可饮料、保健饮料、碳酸饮料等都含有丰富的咖啡因，因此饮用时应适量。

识餐桌上的"降压药"

1.鱼类

食物功效

（1）鱼肉中含有的脂肪酸多为不饱和脂肪酸，有利于平衡血脂，使低密度脂蛋白及甘油三酯的含量下降，降低血液黏稠度，改善动脉粥样硬化，有效地防治高血压病。除了鱼肉外，目前市场上还有多种深海鱼油，它们由于含有占全部脂肪酸70%～80%的不饱和脂肪酸，因此对防治动脉粥样硬化、心脏病、高血压也都具有一定功效。

（2）科学家研究发现，人体中含有一种叫做血栓素A2的物质，它能令血管强烈收缩，使血小板聚集在一起，形成血栓。为了保持平衡，血管壁同时还会释放另一种物质———前列环素，它具有使血管扩张，使血管周围的肌肉松弛，降低血压的作用。这两种物质是保持血压平衡的关键，一旦平衡被打破，血栓素就会增多，就会导致血压升高。而经常吃鱼的人，体内的血栓素A2的含量会明显下降，血液凝固性也相应降低，从而使血压升高的几率大大减少。

（3）鱼类中还含有丰富的硫氨基酸，它能影响血压的调节机制，增加尿钠的排出量，保护血管壁，起到降低血压的作用。

食用禁忌

（1）鱼类中含有嘌呤类物质，患痛风的人忌吃鱼，特别是含有较高嘌呤的鱼皮部位。

（2）患有血小板减少、血友病、维生素E缺少等出血性疾病的患者，宜少吃或不吃鱼为好。

推荐菜谱

清蒸鲈鱼

材料

新鲜鲈鱼1条，姜、葱、料酒、酱油，豉汁、盐各适量。

做法

（1）鲈鱼处理干净，在鱼身上划出刀痕，将盐均匀地抹在鱼身、鱼腹内，放入浅盘中。

（2）葱白切段，姜切片，铺在鱼身和鱼腹内，并淋上适量料酒、酱油和豉汁，蒙上保鲜膜，放入冰箱冷藏20分钟。

（3）去除保鲜膜，将汤汁倒入小碗内。蒸锅上气后，将鱼和调料碗放入蒸锅，蒸10分钟左右，最后将调料汁淋在鱼身上。

冬瓜煨草鱼

材料

冬瓜500克，草鱼250克，姜、料酒、葱、盐、醋各适量。

做法

（1）草鱼宰杀后去鳞、腮、内脏，洗净待用；冬瓜洗净去皮，切块待用。

（2）热锅加少许油，六成热时放入草鱼煎至两面金黄盛出待用。

（3）将草鱼放入砂锅中，加入冬瓜块、姜、葱、料酒、醋和适量水，大火煮沸后加入盐，转小火煮至鱼肉、冬瓜熟透，即可出锅。

紫菜萸肉焖黄花鱼

材料

猪骨汤200克，黄花鱼150克，紫菜50克，山萸肉30克，姜片、盐、酱油、葱白、胡椒粉、葱白、味精各适量。

做法

（1）紫菜洗净，烘干后揉成细末待用；山萸肉去核，洗净后待用；黄花鱼去内脏，洗净后切成长块，用少许盐、酱油腌制30分钟。

（2）热锅中加少许油，六成热时放入鱼块，煎至半熟，放入紫菜末、山萸肉，翻炒均匀后加入猪骨汤、姜片，大火煮沸后转文火慢焖30分钟，加胡椒粉、盐、酱油、葱白、味精调味即可出锅。

2.芹菜

食物功效

（1）芹菜中富含钙、磷和维生素C，这三种成分可保护血管、避免血管硬化和降低血压。另外，钙和磷还可以缓解患者由于过度精神紧张而造成的血压突然升高。

（2）芹菜中还富含纤维素。纤维素可以阻止胆固醇被肠道吸收，减缓动脉硬化，有利于高血压的防治。

食用禁忌

（1）吃芹菜防治高血压，以煮熟后凉拌效果最好，但应注意，不要长时间煮调，以免造成营养元素流失。

（2）芹菜性凉质滑，故脾胃虚寒、肠滑不固者食之宜慎。

推荐菜谱

芹菜水饺

材料

面粉200克，猪肉100克，芹菜250克，葱、姜、酱油、盐、花生油各适量。

做法

（1）面粉加适量水和成面团，用湿布盖上饧30分钟。

（2）猪肉洗净剁成肉馅，葱、姜切末，加入猪肉泥中，再加入酱油搅拌均匀；芹菜去根、叶洗净切碎，焯水放凉后切末。

（3）将芹菜加入肉馅中，加盐、花生油搅拌均匀。

（4）将饧好的面揉团、搓条、下剂、擀皮，包成饺子，煮熟后即可食用。

芹菜团子

材料

芹菜叶100克，黄豆粉150克，盐、鸡精各适量。

做法

芹菜叶洗净后焯水切碎，加入黄豆粉、盐、鸡精揉成菜团，上锅蒸熟即可食用。

杏仁豆腐芹菜

材料

熟杏仁25克，北豆腐500克，芹菜150克，荸荠75克，花生油、酱油、蒜末、葱末、盐、鸡精、青蒜、青椒、姜末、汤料、料酒、香油、湿淀粉各适量。

做法

（1）将豆腐切丁，用酱油、葱末、蒜末、姜末腌制60分钟；青椒洗净后切小块，青蒜切段，芹菜洗净切段，荸荠去皮切片。

（2）平底锅内加入少量花生油，七成热时放入腌制好的豆腐丁，用小火煎至金黄，盛出待用。

（3）炒锅内加少许花生油，待油六成热时加入芹菜、荸荠、青椒、青蒜煸炒，随后放入汤料、湿淀粉煮成稠汁。

（4）汤汁煮好后加入煎好的豆腐丁、杏仁、料酒、香油，炒匀，起锅时加入鸡精炒匀。

3.苦瓜

苦瓜，因其特殊的苦味而受到许多人的青睐，不过，人们或许不了解，它还有良好的降血压作用。

食物功效

（1）苦瓜富含蛋白质、脂肪、碳水化合物、粗纤维等营养成分，还含有胡萝卜素、维生素B_1、维生素B_2、维生素C、维生素E以及尼古酸等，其中维生素C的含量每100克可达56毫克，可有效保护血管弹性、维持正常生理功能，对防治高血压病、脑血管意外、冠心病等具有特殊功效。

（2）苦瓜是高钾食物，每100克苦瓜含钾量高达256毫克，而含钠量则相对很低，K因子（钾／钠比值）为102.40。研究表明，K因子≥10的食物能有效防治高血压病，在膳食中适当增加钾的摄入，有助于机体K因子的增高。

食用禁忌

苦瓜性凉，脾胃虚寒者不宜食用。

推荐菜谱

芹菜苦瓜汤

材料

芹菜500克，苦瓜60克，盐、味精各适量。

做法

（1）将芹菜洗净后切段待用；苦瓜去瓤切片待用。

（2）将芹菜和苦瓜放入汤锅，加入适量的水，大火煮沸后改小火煮熟后，加入盐、味精即可食用。

五味苦瓜

材料

新鲜苦瓜250克，香油、西红柿酱、酱油、醋、蒜、香菜各适量。

做法

（1）苦瓜洗净去籽，切成薄片待用；蒜剁茸，香菜洗净切末待用。

（2）在苦瓜片中加入西红柿酱、酱油、香油、醋、蒜蓉、香油搅拌均匀后加入香菜末即可食用。

4.胡萝卜

食物功效

胡萝卜中含有槲皮素、山萘酚等物质，是组成生物类黄酮（维生素P）有关的物质，具有促进维生素C吸收的作用和改善微血管的功能，能增加冠状动脉血流量，降低血脂，对合成肾上腺素有促进作用，具有降低血压、强心等效果。

食用禁忌

胡萝卜在食用时应炒熟再吃，生吃或煮食都不利于胡萝卜素的吸收。

推荐菜谱

胡萝卜小米粥

材料

胡萝卜200克，小米50克，牛肉20克，芹菜末少许，盐适量。

做法

（1）材料洗净，胡萝卜切丁，小米浸泡，牛肉切碎末后炒熟。

（2）锅中加入适量清水，放入小米、胡萝卜丁煮成粥，粥将熟时放入牛肉末和芹菜末，再次煮沸后调味即可。

素炒胡萝卜山药

材料

胡萝卜2根，山药1/2根，芹菜末、白糖、盐、水淀粉各适量。

做法

（1）材料洗净，胡萝卜、山药去皮，切成条，在沸水中焯熟。

（2）锅中热少许油，放入芹菜末翻炒，调入白糖、盐、少许水，然后放入胡萝卜、山药翻炒，最后勾芡即可。

5.马铃薯（土豆）

食物功效

（1）马铃薯为高钾蔬菜，每100克含钾高达502毫克。钾盐具有利尿、增加血管弹性、加速胆固醇在肠道内代谢等作用，适量食用有助于预防血胆固醇增高，同时具有良好的降压作用。

（2）高血压患者常伴有便秘，而便秘又能反过来引起血压升高。马铃薯中所含的粗纤维有促进胃肠蠕动的作用，能有效治疗习惯性便秘。

食用禁忌

（1）发了芽的土豆有毒，食用时一定要把芽和芽根挖掉。

（2）马铃薯含钾较高，高血压伴有肾功能异常者不宜多食。

推荐菜谱

孜然马铃薯

材料

马铃薯2个，红辣椒1个，孜然、盐、酱油各适量。

做法

（1）材料洗净，马铃薯去皮、切丁，上锅蒸10分钟。红辣椒去籽切丁。

（2）锅中热少许油，放入马铃薯丁、红辣椒丁、孜然，翻炒几分钟，调入盐、酱油。

马铃薯什锦汤

材料

马铃薯1个，胡萝卜1/2根，海带10克，红枣10个，黄花菜10克，盐、香油各适量。

做法

（1）材料洗净，马铃薯和胡萝卜去皮，切块；海带泡发，红枣去核，黄花菜汆烫后捞出。

（2）锅中加适量清水，放入所有的材料，大火煮沸后转小火煮20分钟，调味即可。

6.茄子

食物功效

（1）茄子富含钾，钾离子在维持人体细胞渗透压的同时，可进行钾-钠交换，促使多余的钠离子排出体外，从而减轻了心血管系统的负担，使血压下降。

（2）茄子中含有丰富的钙和维生素P，可使血管壁保持弹性和生理功能，防止动脉硬化，也有利于降血压。

食用禁忌

（1）茄子皮中的营养成分较高，吃时最好不要去皮。

（2）高血压病患者不宜吃油炸茄子，因为油炸茄子会令茄子营养价值大打折扣，同时经常食用油炸茄子会让人发胖，增加了高血压病患者患病的危险性。

（3）脾胃虚寒者、结核病患者、习惯性腹泻者、寒性痢疾患者不宜多食。

推荐菜谱

紫苏茄子

材料

长茄子1根，紫苏5克，芝麻酱15克，姜丝、葱花、辣椒碎、蒜末、香油、盐、生抽各适量。

做法

（1）材料洗净，紫苏去老叶、梗；茄子切成3厘米长段，调入少许盐拌匀，蒸熟。

（2）锅中倒少许油，七八成热时爆香姜蒜，然后放入葱、辣椒碎、紫苏和盐。

（3）倒入少许，煮沸后调入少许生抽。

（4）将做好的调味汁浇在茄子上，拌入适量芝麻酱。

茄子甜椒丝

材料

茄子1个，三色甜椒各1/2个，虾皮、盐各适量。

做法

材料洗净，茄子、甜椒切成丝。将茄子下油锅炒软后，在放入甜椒丝、虾皮，调入盐，翻炒均匀。

7.海带

食物功效

（1）海带中的钾、钙，具有对抗钠对血管产生的损害及降低血压的确切效果。另外，海带中所含有的褐藻酸，其降压效果与钾、钙相比毫不逊色。曾有人用海带根干品治疗高血压，可使约半数以上的高血压病患者的血压降至接近正常水平。从海带淀粉中制取的褐藻淀粉硫酸脂，还有显著的降低血液胆固醇的效果，所以，更适于高血压伴有动脉硬化的患者食用。

（2）海带中含有亚油酸和亚麻酸等必需脂肪酸，其中不少是二十碳五烯酸。二十碳五烯酸是高度不饱和脂肪酸，有防止血栓形成的作用。海带中含有岩藻多糖，岩藻多糖具有类似肝素的活性，有阻止动物细胞凝集反应的作用，使其不能形成血栓，可阻止因血液黏性增大而引起的血压上升。常吃海带不但能降低血压、软化血管，而且也能防止脑栓塞的发生。

食用禁忌

为了保存海带中防治高血压的有效成分，吃前应先洗净再浸泡，然后将浸泡的水与海带一起下锅做汤或菜，这样溶于水中的钾、钙、褐藻酸等有效成分便可充分被人体利用。

推荐菜谱

海带爆木耳

材料

水发黑木耳250克，水发海带100克，蒜、香油、葱花、盐、味精、酱油、白糖各适量。

做法

（1）海带、黑木耳分别洗净、切丝备用。

（2）植物油烧热，入蒜、葱花爆香，倒入海带、木耳丝，急速翻炒至熟，加入酱油、盐、白糖、味精，淋上香油即可出锅。

海米拌海带

材料

水发海带200克，海米30克，醋15克，白糖10克，酱油10克，料酒5克，芝香油、盐、味精、葱、姜各适量。

做法

（1）海带泡发后切成细丝，焯水后捞出沥干待用；海米用温水中浸软，用加入料酒的开水焯烫后捞出沥干待用。

（2）葱、姜洗净，切丝；用盐、味精、酱油、白糖、醋、香油调匀成汁，加入切好的海带丝、葱姜丝、海米中拌匀。

番茄拌海带

材料

番茄2个，干海带15克，鸡精、米醋、酱油、糖各适量。

做法

（1）材料洗净，番茄去皮、切丁，海带泡发后汆熟，切成丝。

（2）将番茄丁和海带丝放入盘中，调入调料即可食用。

8.红枣

食物功效

（1）红枣中富含蛋白质、糖、维生素及钙、磷、铁、镁等微量元素，能促进人体内白细胞的生成，降低血液中的胆固醇含量；钙、铁有助于身体排钠，平稳血压。

（2）芦丁和环磷酸腺苷可以有效扩张血管，增强心肌收缩力；维生素P有助于健全毛细血管功能，能有效防止高血压病出血。

食用禁忌

（1）红枣中的糖含量较高，所以并不适合糖尿病患者食用。

（2）不要过多食用生枣，以免引起腹泻，对脾胃造成伤害。

（3）脾胃两虚或痰热患者不宜食用红枣。

推荐菜谱

红枣核桃羹

材料

红枣数个，核桃2个，淀粉、蜂蜜各适量。

做法

（1）红枣洗净后去核，核桃碾碎，淀粉用水调和。

（2）将红枣和核桃放入锅中，加水适量，大火煮沸后转小火。

（3）待红枣熟烂后，淀粉勾芡，候温后调入蜂蜜。

山药红枣糕

材料

山药100克，红枣20克，冻粉5克。

做法

（1）将山药洗净后去皮，红枣洗净去皮、去核；将枣肉和山药上锅蒸熟，捣成泥待用。

（2）将冻粉洗净，加入清水熬化，过后将汁水加入山药枣泥中。

（3）煮沸后倒入碗中，待冷却后即可食用。

海带红枣粥

材料

干海带15克，粳米100克，红枣15个。

做法

（1）将干海带放入温水中泡发，洗净后切丝；红枣洗净待用；粳米洗净后用冷水浸泡30分钟。

（2）将泡好的粳米和红枣放入锅内，加入适量的水，大火煮沸后转小火熬煮成粥。

（3）粥好时加入海带丝，小火煮沸后即可食用。

9.花生

食物功效

花生中含有丰富的蛋白质、脂肪、碳水化合物、钙、铁、磷等微量元素以及大量的胡萝卜素和维生素E。其中，脂肪以不饱和脂肪酸为主，还有一半为亚油酸，它们可以加速胆固醇的氧化，降低胆固醇，减缓血小板凝聚，并能增加微血管的弹性，防止血栓形成，对预防血管破裂、动脉粥样硬化、高血压、中风都有很好的作用。

食用禁忌

（1）花生属于高脂肪、高热量的食物，如果高血压病患者要长期食用，那么每次的食用量不宜过多。

（2）花生营养虽好，但霉花生不可食，因为花生霉变后含有大量致癌物质———黄曲霉素，所以霉变的花生千万不要食用。

推荐菜谱

花生百合汤

材料

花生40克，鲜百合30克，枸杞15克，蜂蜜适量。

做法

（1）材料洗净，百合分瓣，枸杞浸软。

（2）将花生与百合放入锅中，加水适量，小火煮。

（3）待煮烂后再加入枸杞略煮，食用时可调入适量蜂蜜。

老醋木耳花生

材料

水发木耳300克，煮花生仁200克，酱油、白糖、陈醋、盐、葱丝各适量。

做法

（1）黑木耳洗净后切小朵，在沸水中焯熟后过凉水。

（2）将花生仁与黑木耳放入容器中，调入陈醋、酱油、葱丝、白糖，搁置10分钟左右即可食用。

香芹醋花生

材料

红衣花生500克，老醋100毫升，香芹100克，香油、盐各适量。

做法

老用醋浸泡花生仁1周以上，食用时将香芹洗净切段，将花生仁、醋、香芹调匀后加入香油、盐，调匀即可。

10.绿豆

食物功效

（1）绿豆中含有大量的钾元素，可以有效地补充人体的钾离子。同时绿豆中的K因子（食物中的钾/钠比）含量也很高，具有很好地防治高血压病的功效。

（2）绿豆中丰富的维生素E含量还可以使血管保持弹性，与其他微量元素一同改善血液黏稠度，对于高血压的防治具有良好的效果。

食用禁忌

（1）绿豆性寒，脾胃虚弱者不宜多吃。

（2）慢性胃肠炎、慢性肝炎、甲状腺机能低下者，忌多食绿豆。

（3）老人、儿童以及体质虚弱的人过量食用绿豆会造成消化不良，容易导致腹泻。

推荐菜谱

绿豆饭

材料

绿豆50克，粳米200克。

做法

（1）将绿豆洗净，用温水浸泡4小时，放入锅中加300毫升水，煮30分钟待用；粳米洗净用冷水浸泡30分钟待用。

（2）将粳米和绿豆及汤汁加入适量清水蒸成米饭。

冰糖绿豆苦瓜汤

材料

绿豆100克，苦瓜1根，冰糖适量。

做法

（1）材料洗净，绿豆浸泡3个小时，苦瓜去瓤切片。

（2）将苦瓜、绿豆、冰糖放入锅中，加水适量，大火煮沸后转小火煮30分钟即可。糖尿病患者食时应去掉冰糖。

绿豆南瓜汤

材料

绿豆80克，老南瓜300克，盐适量。

做法

（1）材料洗净，绿豆用水浸泡，南瓜去皮瓤、切块。

（2）将绿豆煮至开花后，放入南瓜块续煮。

（3）待瓜熟豆烂后，加入少许盐调味。

11.荞麦

食物功效

（1）荞麦含有芸香苷（芦丁）和叶绿素，能够降低血清胆固醇，防治高血压病。

（2）荞麦的脂肪含量为2%～3%，有9种脂肪酸，且多为油酸和亚油酸，可降低血脂，常吃对高血压伴糖尿病患者有益。

（3）荞麦含有丰富的尼克酸，还含有其他食物所不具有的芸香苷。尼克酸和芸香苷也具有降低高血脂的作用，常吃荞麦可防治高血压伴糖尿病及高脂血症。

（4）荞麦能够增加毛细血管的弹性，抑制凝血酶生成，具有抗血栓的作用。

食用禁忌

（1）荞麦一次不可食用太多，否则易造成消化不良。

（2）脾胃虚寒、消化功能不良及经常腹泻的人不宜食用荞麦。

（3）荞麦中所含蛋白质及其他过敏物质，可引起某些人的过敏反应，过敏体质者慎重食用。

推荐菜谱

荞麦鸡蛋面

材料

荞麦面100克，鸡蛋1个，小白菜50克，葱花、姜丝、花椒粉、盐各适量。

做法

（1）荞麦面加水调成较硬的面团，取擀面杖擀成面条；小白菜洗净，切段。

（2）锅置火上，放油烧热，放入葱花、姜丝、花椒粉炒香，随即加清水，水开后下入面条，打入鸡蛋，煮熟后放小白菜煮1分钟，用盐调味即可。

荞麦扒糕

材料

荞麦面、黄瓜、芝麻酱、生抽、醋、辣椒油各适量。

做法

（1）材料洗净，将荞麦面加水调成糊，大火蒸20分钟，然后将容器放入凉水中晾凉。

（2）将荞麦糕取出切条，黄瓜切丝，浇上用芝麻酱、生抽、醋、辣椒油调成的酱汁即可。

12玉米

食物功效

玉米中的亚油酸、卵磷脂、维生素E、膳食纤维能有效地防止血管硬化，降低血液内胆固醇含量，适合高血压病患者长期食用。由于玉米中缺少一些身体必需的氨基酸，因此应与豆类、小麦搭配食用。

食忌禁用

（1）玉米发霉后能产生致癌物，发霉玉米绝对不能食用。

（2）一次食用过多易导致胃滞胀气、消化不良。

推荐菜谱

青椒炒玉米

材料

玉米2根（玉米粒约300克），青尖椒50克，红尖椒20克，盐、糖各适量。

做法

（1）将玉米棒上的玉米掰下来，洗净待用；青尖椒、红尖椒洗净切成小丁待用。

（2）锅中热少许油，放入玉米粒翻炒至表面略微焦糊，放入青椒、红椒粒一起翻炒半分钟，放入盐和糖调味即可。

玉米苹果汤

材料

苹果2个，玉米（小）3根，生姜1片。

做法

（1）材料洗净，苹果切滚刀块，玉米切段。

（2）锅中加水适量，放入玉米、苹果、生姜，大火煮沸后转小火煮40分钟，根据个人口味调味即可。

玉米面发糕

材料

玉米面500克，黄豆粉、赤小豆粉各300克，酵母、白糖各适量。

做法

（1）将玉米面、黄豆粉、赤小豆粉混合均匀，加适量的水和酵母揉成团，盖上湿布发酵。

（2）将饧好的面揉成小团块状，上锅旺火大气蒸15分钟后即可食用。

13黄豆

食物功效

（1）黄豆中的脂肪以不饱和脂肪酸为主，具有软化血管、降低胆固醇含量的作用，可以有效地防治动脉粥样硬化、高血压、冠心病。由于黄豆难以被消化，所以可用黄豆制品如豆腐、豆干、豆浆等代替食用。

（2）黄豆中含有可溶性纤维，不仅可以预防便秘，还可以修复受损肌肤，延缓衰老，加速机体排毒。

（3）黄豆中富含多种营养成分，能提高人体免疫力。

食用禁忌

（1）黄豆不易消化，食用过多会出现脘腹胀满。

（2）黄豆属于高嘌呤食物，痛风、尿酸过高患者不宜食用。

推荐菜谱

米醋黄豆

材料

米醋1000毫升，黄豆500克。

做法

将黄豆洗净后炒热，冷却后及时装入瓶中，然后倒入醋，10天后即可食用。

营养黄豆浆

材料

黄豆50克，胡萝卜丁100克，松子仁、杏仁、玉米粒、清水各适量。

做法

（1）黄豆洗净，浸泡后放入豆浆机中，加清水适量搅打。

（2）待出浆后，将胡萝卜丁、玉米粒、杏仁和松子仁，放入豆浆中，搅打均匀。

（3）将打好的豆浆过滤去渣，倒入锅中，用中火煮沸。

（4）煮沸后，改小火续煮20分钟左右，煮的过程中要轻轻搅拌，以免糊底。饮用时可适当加糖调味。

14.豌豆

食物功效

（1）豌豆中含有丰富的K因子，有较好的降压作用。

（2）豌豆苗中的钾、胡萝卜素和维生素的含量也非常丰富，在保护血管机能的同时对高血压病地防治也有着良好的效果。

（3）豌豆含有优质的蛋白质、磷，能够提高机体抗病能力和康复能力，经常食用可强体固齿。

食用禁忌

（1）豌豆粒多食会发生腹胀，故不宜长期大量食用。

（2）豌豆属于高嘌呤食物，痛风、尿酸较高或肾脏病变患者不宜过多食用。

推荐菜谱

豌豆粥

材料

豌豆50克，粳米40克，牛奶适量。

做法

（1）材料洗净，豌豆、粳米在清水中浸泡。

（2）将豌豆切碎，与粳米同入锅，大火煮沸。

（3）转小火续煮，倒入牛奶，煮至粥熟。

鸡丝豌豆汤

材料

鸡肉100克，嫩豌豆150克，料酒、葱、姜、盐、淀粉各适量。

做法

（1）将鸡肉切丝，用料酒、葱、姜、盐腌制，淀粉加水调汁待用。

（2）将豌豆在锅中略炒，再倒入鸡丝快炒片刻，加开水适量焖烧15分钟。调入盐、水淀粉，略煮即成。

15.核桃仁

食物功效

（1）核桃仁中富钾离子等微量元素和K因子，可以有效养护心脑血管。

（2）核桃仁中的不饱和脂肪酸还能改善动脉粥样硬化症状，对高血压并发症有很好的防治效果。

（3）核桃能降低肠道对胆固醇的吸收，溶解胆固醇，并将其随尿液排出，达到净化血液的目的。

食用禁忌

（1）核桃仁润燥滑肠，大便稀溏者不宜食用。

（2）核桃性温，易生痰助火，痰热咳喘、阴虚发热者不宜食用。

推荐菜谱

核桃仁炒韭菜

材料

核桃仁50克，韭菜、香油、盐各适量。

做法

（1）将核桃仁洗净，沥干水分，放入锅内，用香油炸黄。

（2）将韭菜洗净切段，入锅与核桃仁同翻炒，调入盐即可。

菊花核桃粥

材料

杭白菊15克，核桃仁30克，枸杞10克，粳米60克。

做法

（1）材料洗净，核桃压成小块，杭菊去杂质，粳米浸泡。

（2）将杭白菊入锅，加水适量，小火煮10分钟，然后捞出杭白菊。

（3）将粳米、核桃、枸杞入锅煮粥，将熟时放入煮过的杭白菊，续煮10分钟即可。

16.红薯

食物功效

（1）红薯中含有大量的维生素、胶原以及一种多糖蛋白质混合物———黏液多糖类物质，它能使人体的动脉血管管壁保持弹性，有效地防止动脉粥样硬化和心血管系统的脂肪堆积。

（2）红薯中的植物纤维素含量也很高，可以预防肥胖，适合高血压伴有肥胖的患者食用食用禁忌红薯容易胀气，不宜多食。

推荐菜谱

红薯糯米饼

材料

红薯400克，糯米粉100克，黑芝麻适量。

做法

（1）将红薯洗净，蒸熟后去皮捣成泥，放入适量糯米粉，搅拌均匀和成面团。

（2）将面团压成一个个小饼，撒上黑芝麻，放入锅中煎至两面金黄即可。

红薯粥

材料

红薯250克，粳米150克，红枣3~5颗，黑芝麻适量。

做法

红薯洗净，去皮切块，放入锅中，加入淘洗净的粳米、红枣及清水适量，煮成稀粥，出锅前撒上黑芝麻。

17.菠菜

食物功效

（1）菠菜能改善人体新陈代谢功能，促进脂肪、胆固醇等物质的分解和排出，对平稳血压大有裨益。

（2）菠菜中的皂苷A、皂苷B都具有很好的降血糖效果，很适合高血压伴有高血糖患者食用。

食用禁忌

（1）由于菠菜中的草酸容易与钙结合，形成难以被人体消化吸收的草酸钙，所以在食用前应先焯水。

（2）肠胃虚寒和腹泻者少食，肾炎和肾结石患者不宜食用。

推荐菜谱

菠菜猪血汤

材料

菠菜、猪血各300克，姜片、葱段、料酒、盐、胡椒粉适量。

做法

（1）材料洗净，菠菜切段，猪血切长块。

（2）锅中热少许油，爆香葱姜，倒入猪血煸炒，烹入料酒，炒至水干。

（3）锅中倒入凉开水，煮沸后放入菠菜，调入盐、胡椒粉，煮沸5分钟后即可。

菠菜拌豆干

材料

菠菜300克，五香豆干3块，酱油、盐、鸡精、香油、醋各适量。

做法

（1）材料洗净，菠菜用盐水焯烫后过凉水，沥干水分，切段。

（2）锅中热少许香油，将豆干切碎，入锅炒香，调入酱油后盛出。

（3）将菠菜和豆干装盘，调入盐、鸡精、醋即可。

18.荠菜

食物功效

荠菜中含有丰富的蛋白质、碳水化合物、膳食纤维、微量元素。不但钙含量比其他蔬菜都高，而且还含有能够降低血压的有效成分，适合高血压病患者食用。

食用禁忌

无特殊禁忌。

推荐菜谱

荠菜豆腐汤

材料

嫩豆腐200克，荠菜100克，水面筋50克，胡萝卜25克，水发香菇25克，熟竹笋25克，盐、姜末、水、淀粉、鲜汤、香油各适量。

做法

（1）材料洗净，嫩豆腐、熟竹笋、水面筋、香菇切丁，荠菜切碎，胡萝卜焯烫后切丁。

（2）锅中热少许油，倒入鲜汤，放入已切好的豆腐丁等、荠菜末、盐、姜末，烧沸后用水淀粉勾薄芡，淋上香油即成。

荠菜鸡片

材料

鸡脯肉250克，荠菜150克，冬笋100克，蛋清1个，盐、淀粉、味精、白糖、香油、料酒各适量。

做法

（1）将荠菜洗净后焯水晾凉，切段；鸡脯肉去筋后洗净，切成薄片，用鸡蛋清、淀粉、食盐、味精、酱油腌制上浆；冬笋洗净，切成片，入沸水中焯一下，捞出沥水。

（2）锅中热少许油，放入鸡肉片，煸炒变色后盛出。倒入荠菜段、冬笋片，煸炒均匀，烹入料酒、食盐、白糖炒匀后加入少许高汤，倒入鸡片，煮沸后，用水淀粉勾芡，淋上香油。

19.芦笋

芦笋中含有丰富的维生素、非蛋白含氮物质，其中天冬酰胺能提高人体的免疫功能，使细胞恢复正常的生理功能，改善人体健康程度。

食物功效

（1）芦笋中的天冬酰胺、黏液质、β-谷甾醇、糠醛衍生物、维生素P、甘露聚糖、胆碱、精氨酸等物质还能有效治疗心血管系统疾病，降低高血压并发症的发病几率。

（2）芦笋中的维生素P、甘露聚糖、胆碱、精氨酸等物质能使毛细血管的生理功能和弹性保持良好的状态。

（3）芦笋中还含有大量的K因子，降压功效更为明显。

食用禁忌

（1）芦笋是高嘌呤蔬菜，痛风、泌尿系统疾病、糖尿病患者不宜食用。

（2）芦笋性寒，因此寒性体质者不宜多食。

（3）芦笋中的叶酸很容易被破坏，应避免高温烹煮。

推荐菜谱

腐皮芦笋卷

材料

芦笋、豆腐皮、胡萝卜、鸡肉、香菇、芹菜、豆腐、白醋、盐、蒜末、芝麻酱各适量。

做法

（1）材料洗净，芦笋切小段，与豆腐皮在盐水中汆烫后捞出备用。

（2）将鸡肉、香菇、豆腐煮熟，切成细末；胡萝卜打成汁，与白醋、盐、蒜末、芝麻酱调和；芹菜切丁。

（3）用豆腐皮将豆腐、鸡肉、芹菜丁、香菇和芦笋卷成卷，淋上胡萝卜调味汁即可。

芦笋海螺汤

材料

芦笋300克，海螺肉100克，菜胆100克，香菇30克，姜片、葱段、盐各适量。

做法

（1）材料洗净，芦笋切片，菜胆切段，海螺肉切片，香菇切片。

（2）锅中热少许油，爆香姜、葱，依次放入海螺、菜胆、香菇，翻炒片刻。

（3）加入水800毫升，煮沸后改小火煮15分钟，放入芦笋续煮10分钟，调入盐即可。

20紫菜

食物功效

（1）紫菜中几乎不含有脂肪，但蛋白质含量却相当高，维生素A和B族维生素的含量更是超过了动物肝脏。这些维生素可以促进人体内酶活性，加快人体新陈代谢，有利于脂肪、胆固醇的分解和排出，对排钠也有促进作用。

（2）紫菜中还含有丰富的胆碱，具有降低胆固醇和平缓血压的作用。

食用禁忌

（1）紫菜是富含钙离子的食物，与含鞣酸过多的柿子同食会生成不溶性结合物。

（2）紫菜性寒，平素脾胃虚寒、腹泻便溏者勿食。

推荐菜谱

竹荪紫菜汤

材料

高汤750克，鸡脯肉250克，水发竹荪100克，紫菜25克，姜、盐、鸡蛋清、水淀粉、葱、料酒、米醋各适量。

做法

（1）竹荪去根洗净，撕成细丝；葱、姜洗净后切细丝；鸡脯肉洗净后切成细丝，用鸡蛋清、适量盐、水淀粉，腌制上浆。

（2）锅中热少许油，放入鸡丝滑炒至变色盛出；锅中倒入高汤，放入葱丝、姜丝、竹荪丝，大火烧沸后加入盐、料酒，撇去浮沫，放入鸡肉丝、紫菜及少许米醋，大火烧沸即可。

黄瓜紫菜海米汤

材料

黄瓜2根，紫菜50克，海米、鸡精、盐、香油各适量。

做法

（1）材料洗净，黄瓜切片，海米浸泡。

（2）锅中加入适量清水，煮沸后放入黄瓜、海米、盐。

（3）待再次煮沸后，撇去浮沫，放入紫菜、鸡精即可。

21苹果

食物功效

（1）苹果中含有一定量的钾盐，可促进人体血液中的钠盐的排泄，有利于降低血压。

（2）苹果酸能降低胆固醇，具有对抗动脉硬化的作用。

（3）苹果中含有的果胶质是一种可溶性纤维质，也有助于降低胆固醇；苹果还富含粗纤维，能刺激肠道蠕动，促进排便。适宜高血压病以及伴有动脉粥样硬化、冠心病的高血压病患者的食用。

食用禁忌

溃疡性结肠炎的患者不宜生食苹果，特别是急性发作期。

推荐菜谱

苹果小米粥

材料

苹果2个，南瓜200克，红糖、枸杞、小米各适量。

做法

（1）材料洗净，苹果、南瓜切块，小米在锅中浸泡20分钟。

（2）大火煮沸，放入南瓜煮数分钟，然后再倒入苹果和枸杞。

（3）待煮至米粒开花、苹果熟软后，调入红糖即可。

22香蕉

食物功效

（1）香蕉中含有钾，钾可以抵消钠对血管的破坏作用。

（2）香蕉中含有的维生素P同茄子中的含量差不多，作用也相同，可以降低毛细血管脆性和溢出性，防止脑出血。

（3）香蕉中还含有一种能控制血压升高的成分——血管紧张素转化酶抑制物。研究证明，只要这种物质的浓度在血液中保持一定，血压就可维持在正常范围内。

食用禁忌

（1）香蕉性寒，体质偏于虚寒者少吃。

（2）关节炎、肌肉酸痛、肾炎、心力衰竭、水肿症状者不宜食用。

推荐菜谱

香蕉麦片粥

材料

香蕉3根，麦片50克，葡萄干20克，牛奶250毫升，蜂蜜适量。

做法

（1）香蕉剥皮后切片，麦片清洗后稍浸泡。

（2）将所有的材料放入锅中，煮的过程中注意搅拌，煮熟候温，调入蜂蜜。

橙汁香蕉球

材料

橙子1个，香蕉2根，蜂蜜适量。

做法

（1）橙子用盐水洗净后，将果肉与果皮分离，果肉搅碎，调入蜂蜜。

（2）将香蕉挖成球状，放入盘中，浇上蜜橙汁，然后将橙皮切成细丝，撒在香蕉球上即可。

第十四章

高血压人群应该怎样运动

运动前检查身体

运动对高血压病患者有着众多的好处，但是由于高血压病患者特殊的病理因素，因此在运动之前必须进行身体检查。

因为在日常生活中，有些高血压病患者从外表看来很健康，但是往往隐藏着很多危险症状，如心脏病、动脉硬化、肾脏疾病等。如果对这些情况不了解，就容易导致运动过量，超出身体能够承受的范围，很容易导致脑出血、心肌梗死等疾病的发作，造成运动猝死。

因此，高血压病患者在运动前一定要按照医生要求进行相关的身体检查，并在医生的指导下制定适合自己的运动计划。

（1）在开始运动前，2期高血压病患者需要做静息时的心电图。

（2）平时静坐过多的职业，应做运动试验，即在踏车或在活动平板上行走时进行心电图监测与记录；运动负荷试验则是通过上下台阶（马斯达法）、在传送带的活动走道上走步（固定脚踏车负荷试验）、骑自行车（测力计负荷试验）来绘制心电图、测量血压。

上下台阶的负荷试验要动用较多的设备，在台阶上，上下走3分钟，上下的次数根据年龄及体重决定，并绘制测试前后的心电图。

（3）做超声心动图，有助于发现左心室肥厚。有左心室肥厚、心肌缺血的患者运动量应小。

运动疗法虽然能降血压，但事物都有两面性：血压过高的人不适于运动疗法，运动会造成血压升高，有导致脑溢血的危险。因此，是否采用运动疗法，应听从医生的指导。

运动程度不宜太强烈

运动虽然是一种有效的高血压病非药物疗法，但是，一些太过剧烈的运动，比如打篮球、踢足球等，因为会引起血压大幅上升，造成心肌梗死等并发症地突发，所以这类运动显然不适合作为高血压病患者运动疗法的选择项目。

这些剧烈运动之所以会给高血压病患者造成如此严重的威胁，主要是因为人在剧烈运动时全身肌肉和关节都会处在高度兴奋的状态中。此时由于血管的高度扩张，血液的需求量也随之急速增加，不但加重了心脏的负担，还迫使大脑做出反应，进行供血量的调节，导致身体脏器的供血量减少，使心、脑、肾的供血、供氧量出现严重不足的现象。而对于高血压病患者来说，身体内的血管由于动脉粥样硬化而变得极度脆弱，这种突进式的血压升高带来的巨大压力是其无法承受的，当承受力达到极限时，就会出现血管破裂的现象，导致患者脑溢血甚至猝死。而对于伴有心脏疾病的高血压病患者来说，剧烈运动还会引起心肌缺血，导致心率失常，使患者出现冠心病突发、心脏骤停等问题，严重危及生命。

因此，高血压病患者应根据自己的年龄、身体状况和体质来选择适合自己的锻炼项目，这样才能在降低血压的同时，强身健体、增强免疫力，还自己一个健康的体魄。

高血压病患者的运动强度、时间和频率可参照下列公式计算。

常用的强度指标可用运动时最大心率减去平时心率为标准，但对高血压病患者的强度指标则是用最大心率210减去当事人的年龄再乘以70%。例如一个年龄为60岁的高血压病患者，其心率则应为70%×（210–60）=105，也就是说，患者的运动量以心率不超过105次为宜。除此之外，还应结合患者运动时血压变化和患者的自觉症状来调整运动量。

运动的频率，可采取每周3～5次，每次20～60分钟，也可以采用每日定时运动的方法。所谓循序渐进，就是开始时运动量要小一点，以后逐步增加，只要不觉疲劳或不适即可，并要长期坚持。

在运动的项目上，你可以经常更换，如参加舞蹈，骑45分钟自行车，打乒乓球、网球，练太极拳和气功，打门球等。只要达到目标心率并坚持30分钟以上即可。

每天以中等的速度散步1600米，一直持续36天，就能轻而易举地减轻0.4千克体重。一年以后，你可以减轻5千克的体重。

这里还要向大家特别介绍一下三个"半小时"原则，它是指：早上活动半小时（跑步、做体操都行），中午小憩半小时，晚上再散步半小时。中午睡觉对健康非常有益，有午睡习惯的人冠心病死亡率明显低于无午睡习惯的人。医学资料表明，每天坚持午睡半小时，冠心病死亡率就下降30%。因为午睡这段时间血压正好处于低谷，从而有效保护了心脏。同时，按照生物钟节律，该休息还得休息，工作再忙，也不要长时间工作，"一张一弛"不仅是"文武之道"，同时也是"生活之道"、"养生之道"。

运动前做好热身及缓和运动

上车发动引擎后立即上路，会降低车辆的使用寿命。同样，如果我们没有做热身运动就直接进行运动，也会影响人体的健康。突然进入运动状态会使血压急速上升，心脏负担突然增加，还容易使肌肉和关节受到损伤。因此，高血压病患者在进行运动之前，一定要先做些热身运动，使身体的各个部位得到充分活动之后，才可以进行运动。此外，在运动结束后如果不做缓和运动，也同样会给身体造成伤害，缓和运动也是必不可少的。

值得注意的是，由于高血压病患者的血压极不稳定，热身运动应当以缓和、轻松为主。

热身运动包括伸展跟腱、大腿肌肉、骨关节等，一般应该做伸展体操5~10分钟。这样可以促进血液循环，使体温慢慢上升，使呼吸器官、循环器官系统、神经系统、肌肉、关节等部位获得充足的准备时间，做好充足准备以进入运动状态。

缓和运动则是在运动后进行的，它能使因为运动而兴奋的肌肉和体内各机能系统慢慢地恢复到运动前的稳定状态。如果在运动后不做缓和运动而马上休息，就会使还处在运动兴奋中的肌肉血液循环突然停止，使来不及处理的血液停滞在血管末端，造成局部压力增大，导致心脏负担增大。要避免发生这种情形，就要进行缓和肌肉的运动，使身体的疲劳感迅速消除。因此，高血压病患者在运动之后要做适当的伸展运动，或者进行慢速的有氧步行，等脉搏跳动次数逐渐恢复正常后，再结束运动，并做数次深呼吸。如果跑步、骑自行车等运动，到达终点后必须再继续前进一段距离，逐渐减低速度，然后做腿部屈伸和呼吸等动作，促使下肢的血液能够很快地流回心脏，防止脑贫血的发生。

当然，如果是散步，就不用进行热身运动和缓和运动了，因为它本身就是一种准备运动，也是一种缓和体操。

哪些高血压病患者不宜运动

虽然锻炼可以控制和高血压相关的许多因素，包括体重和压力，但并非所有的高血压病患者都应该得到同样的锻炼建议。

下列高血压病患者不能进行运动：

（1）安静血压未得到控制或血压超过180／105毫米汞柱。

（2）未控制的重度高血压、高血压危象或急进性高血压病。

（3）高血压合并心力衰竭、不稳定心绞痛、高血压脑病、视网膜出血和严重的心律失常。

（4）继发性高血压病，如肾实质病变、主动脉狭窄、甲亢、嗜铬细胞瘤、脑肿瘤引起的高血压。另外，大多数中年人都有某种程度的动脉阻塞，如果因为锻炼突然增加了血液循环系统的负担，还可能由此增加患心脑血管疾病的额外风险。因此，应通过一段较长的时间来逐步实现比较高强度的锻炼计划，但最重要的是每个人（尤其是年龄超过35岁的人）在开始锻炼的时候要缓慢进行，然后循序渐进地提高锻炼的强度，这样才不会对身体一下子造成太大的压力。

不宜在清晨锻炼身体

"一日之计在于晨"，不少人都将早晨视为运动的最佳时机，认为早晨起来后精神状态最好，能有效提高运动的效果。但是，对于高血压病患者来说，晨起运动并不是带来健康的"天使"，相反的，它极有可能成为导致发病的危险因素。

有关医学资料显示，清晨是发生心血管危险事件（如冠心病）的高峰时期。因为早晨人体的交感神经兴奋性比较高，容易引起小血管收缩，导致血压升高，如果此时进行锻炼，很容易造成心肌缺血。除了较高神经兴奋性较高外，经过一夜的水分代谢，晨起后人体内的血液黏稠度也比较高，容易导致血栓形成，如果此时进行剧烈的运动，就会促使冠心病等心脑血管并发症的发生。此外，由于血压存在每天早上最容易上升"晨峰"的现象，因此，如果高血压病患者不吃降压药就到外边锻炼，就极有可能导致血压升高以及中风等危险的发生。

高血压病患者起床后最好先做一些轻松的肢体动作，如甩手、抬腿等。如果需要提高运动量，可以选择在上午8点以后或下午5点以后进行身体锻炼，而时间通常以半小时到1小时为宜。

不同程度的高血压病患者如何运动

轻度高血压病患者，如果他们的年龄不大、无器质性器官损伤、全身情况良好，可适当参加运动，包括游泳、打球、登山、慢跑等。开始时可每天运动15～30分钟，视个人体力而定，以后每隔2～3周逐渐增加运动量，以不产生过度疲劳为宜，并尽可能持之以恒，以达到减肥、降压、有益心身健康的目的。

中度高血压病患者，在血压降到较为安全的范围内才能进行适当运动，因为在血压过高时运动，有可能导致血压进一步升高，诱发严重的并发症，如中风、心绞痛、心肌梗死等。在降压后，先进行少量运动，如慢步行走、打太极拳，健身操等。等身体适应后再逐渐加大运动量，如先逐渐延长步行时间和距离，然后可改为慢跑。

重度高血压病患者，只有当患者血压基本平稳控制后，才可考虑是否适当进行体育锻炼，开始时先进行步行、室内等轻量运动，然后根据具体情况逐渐增加运动量。

远离易导致血压升高的运动

对于高血压病患者来讲，合适的运动有益病情恢复。但是，患者在选择运动项目的时候要避开影响病情的运动，如高尔夫、冬泳等这些运动不适合高血压病患者，甚至会使病情恶化。

1.高尔夫

打高尔夫是一项需要精神高度集中的运动，极易引起精神紧张。如果每天都进行这种对注意力要求严格的运动，那么高血压病患者的身心不但得不到放松，还会增加精神紧张程度，引起血压升高和病情恶化。此外，在击打高尔夫球时，需要使身体前屈，瞄准后进行挥杆击打，对于正常人及1级高血压病患者来说，这似乎并不能产生什么影响，但是对于2级，特别是3级高血压病患者来说，在挥杆时往往会因为精神紧张和用力过猛引起血压骤升，从而导致脑中风、心脏骤停、猝死等危险的发生。因此，对于高血压病患者来说高尔夫球也不是一项合适的运动。

2.冬泳

人体在强冷的刺激下会使皮肤内的血管急剧收缩，以迫使表皮血管中的血液流回到内脏以及深部组织中去。这样做有助于提高心脏的搏动，但也会造成"副作用"———引起血压的突然增高。对于本身就具有血管硬化的高血压病患者来说，由于血管壁的弹性很低，因此在冬泳时容易使脑血管因为血压骤然上升而出现破裂、出血的现象，导致中风、脑溢血，甚至猝死。所以，高血压病患者并不适合进行冬泳运动。

高血压病患者不能进行冬泳，却还是可以进行一般性的冷水锻炼。因为普通的冷水刺激可以使表皮的血管收缩，虽然血压会出现暂时性的略微升高，但是在很短的时间里，表皮血管就会再次扩张，使血液重新流回皮肤的血管中，而此时人体的血压会比冷水接触皮肤前低一些。如果高血压病患者长期进行这种冷水锻炼，就能使血管的弹性增加，使血压得到有效的调整。

对于高血压病患者来说，冷水锻炼的最好方法是用冷水擦身，这种锻炼方式的刺激强度不大。而在刚开始锻炼时，高血压病患者用来擦身的冷水水温不宜过低，可以根据身体的承受能力逐渐降低；在进行冷水擦拭时，力度要轻，用力要均匀；通常先擦上半身，然后披上衣服擦拭下半身；擦洗时最好采用坐姿，不可过度低头、弯腰或者猛然起身。

3.其他剧烈运动

人在剧烈运动时全身肌肉和关节会处在高度兴奋状态，此时血管扩张，血液的需求量会急速增加，不但会加重心脏的负担，还会使大脑做出反应调节供血，以减少身体脏器的供血量为代价，导致供血、供氧不足的现象的出现。对于高血压病患者来说，由于动脉粥样硬化导致血管极度脆弱，往往经受不起这种突进式的血压升高，于是就会造成血管破裂，诱发脑溢血甚至猝死。而对于伴有心脏疾病的高血压病患者来说，剧烈运动还会引起心肌缺血，心率失常，冠心病、心脏骤停等问题，严重危及生命。因此，高血压病患者应根据自己的年龄、身体状况和体质来选择适合自己的锻炼项目，在降低血压的同时，强身健体、增强免疫力，还自己一个健康的体魄。

有助于改善病情的运动

剧烈的运动会让血压反复升高，但并不能就此否定运动的好处。有些运动项目不仅能够帮助患者改善病情，还可以帮助身体保持一个健康的状态。

1.步行

【优点】

（1）高血压病患者由于身体素质较差，因此不适宜进行剧烈的运动。而散步的运动强度较低，可以使高血压病患者避免因运动过度而引发并发症，特别适合伴有心、脑、肾并发症的高血压病患者。

（2）增加血液循环和大脑的供氧量，使紧张的情绪和肌肉得到放松，促进全身血气流通，减轻心、脑负担，对平稳血压具有积极的作用。

【运动方法】

（1）"10点10分"走。

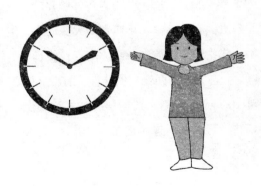

步骤一：将双手向两侧伸展，双手的位置分别在钟表指针指向"10点10分"的位置。

步骤二：将手臂与身体保持同一纵平面，不要前伸或后仰，保持这个姿势，收腹挺胸大步向前走。

步骤三：当逐渐熟练这种走路方式后，练习者也可在走路的过程中双手做飞鸟似的上下摆动运动，每次100～200次。

（2）直线行走。

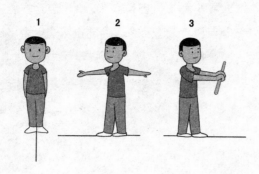

步骤一：在地上画一条直线，挺胸抬头，双手自然放置身侧。

步骤二：双臂侧平举，双脚内侧沿直线外侧移动，向前迈步时，前脚的脚后跟与后脚的脚趾贴紧，出胯带动大腿动作，然后提膝，以小腿带动脚，努力集中精力，控制双脚的落点，使步行的轨迹与直线重合。同时，以肩关节为轴，两臂自然伸直，前后交替摆动。

步骤三：走10步或20步后，按同样的方式往回走。为了保持平衡，可以双手横持一根木杖。连续走200步的锻炼效果。

（3）甩手走。

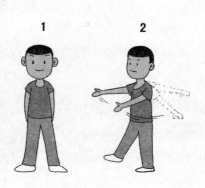

步骤一：先将两脚分开站立，与肩平行，上身自然放松，下身稍站稳，双手下垂于身体两侧，手心相对，手指分开。

步骤二：正常行走，同时两手先垂直向前，再向上提起，肘部伸直，肩臂放松略微向上抬，做到自然而不用力，回手时两手臂伸直。甩手行走每天早晚2次，每次甩手次数应该根据自己的体力和病情来决定。体质较好，病情较轻可从500次开始，逐渐增加至1000次；病情较重者，每次甩手100～200次为宜。

【要领及注意事项】

（1）高血压病患者在散步时应该保持头部抬起，双眼平视前方，双脚平行，步伐轻快。

（2）对于高血压病患者来说，步行每天可以进行1～2次，每次15～45分钟的散步，患者还可以根据自身的身体状况、年龄状况来调整速度和距离。如果感到坚持有点困难，可将每日步行运动量分成3~6次，每次10分钟。

（3）高血压病患者应根据自身情况选择适合自己的散步方式，以达到健身的目的。普通的慢速散步最适合高血压病症状严重、体质较差的患者；相对快速的散步适合轻度、中度以及身体素质较好和身体肥胖的患者。

（4）高血压病患者在散步的过程中还应配合进行双臂前、后、左、右摆动，这样可以使全身都得到运动，取得更好的降压效果。

2.慢跑

【优点】

（1）人在进行慢跑时，供氧量会增加至静止时的8～10倍，可以使血管以及心脏得到良性的刺激，有助于增强人体的心肺功能。

（2）慢跑还可以增加人的腿部力量，对下肢的关节和肌肉都有着明显的锻炼效果，有助于改善血液循环，为心脏、脑部提供更多的血液，起到缓解心、脑负担，降低心、脑血管疾病发病的作用。

（3）慢跑还可以有效提高新陈代谢功能，使大脑皮层的功能得到调节和改善，使精神保持愉快，促进胃肠消化功能，改善高血压病患者的头晕、头疼以及失眠等症状，非常适合高血压症状较轻的患者。

【运动方法】

（1）跨越式慢跑。

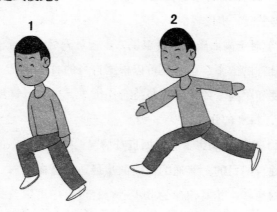

步骤：慢速起跑，一脚用前脚掌用力向前迈出并蹬地，双臂在身体两侧夹紧，较大幅度摆动。身体微微向前倾，借着跳跃腾空的姿势，当感觉快要向前倒时，另一只脚大跨步向前跨出一步，像跨越水沟一样助跑跨越平放在地面的障碍物（可先横跨再纵跨），手臂摆动幅度、频率在跑步过程中逐渐提高。

（2）高抬腿慢跑。

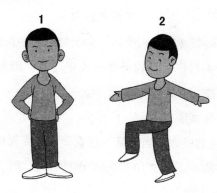

步骤一：双手叉腰，上身挺直，目视前方。先慢慢跑几步，充分活动脚踝和膝盖。

步骤二：正式慢跑时，上身体正直或稍前倾，两臂前后摆动，右脚抬起，使大腿与小腿成直角，然后右脚下蹬左脚抬起，左脚大腿与小腿亦成直角，交替向前慢跑。

（3）踮脚慢跑。

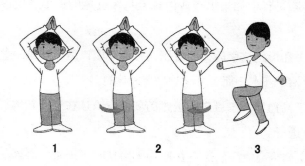

步骤一：两臂高举过头，双手合掌，肩膀和手肘放松，肘关节大约呈90°。

步骤二：先在原地练习顺时针和逆时针旋转一两圈。

步骤三：背向目标，目视前方，头正身直，踮起双脚，小跑步向前同时摆动双臂，默数步数。

【要领与注意事项】

（1）在慢跑前应该适当地减少些衣物，并需要做3～5分钟的准备活动。使脚、踝以及膝关节得到充分的活动，然后再由步行逐步变为慢跑。

（2）在慢跑时应该放松全身的肌肉，双手微微握拳，保持上臂和前臂肘关节的90°弯曲，并使上身稍微向前倾斜，双臂在身体两侧自然的摆动。慢跑时不宜抬腿过高，并注意保持节奏感。脚部应以前脚掌着地，避免脚跟着地。

（3）在慢跑锻炼初期，高血压病患者应该先进行短距离的慢跑，然后循序渐进地增加活动量和活动时间。通常以速度保持在每分钟100～120米，心跳不超过每分钟120次，时间在5～15分钟为宜。在慢跑过程中如果出现疲倦或者身体过热的现象，应该马上停止慢跑。

（4）在慢跑结束后，高血压病患者还应该适当地做一些缓冲活动，及时擦干汗水，而不是马上坐下来休息。

（5）高血压病患者进行慢跑的场所应该选在空气新鲜、道路平坦的地方进行。

（6）如果高血压病患者在慢跑中出现呼吸困难、心悸、胸闷、腹痛等症状时，应该立即停止慢跑，如果症状比较严重时应该及时就医。

（7）高血压病症状严重，药物治疗后血压仍在180/130毫米汞柱以上的高血压病患者和已经出现心、脑、肾严重病变的患者都不适合进行慢跑运动；半年内发生过心肌梗死或者冠心病的患者也不可进行慢跑运动。

3.太极拳

【优点】

（1）太极拳动作缓慢，协调而柔和，需要思想集中、心境宁静、精神放松。这种状态不但可以使身体放松，还能消除杂念，使精神也得到彻底地放松。

（2）太极拳柔和的运动方式还会使全身的血液循环增加，改善供血状况，降低心脏和血管的负担，从而使血压平稳，因此特别适合高血压病患者。经研究表明，高血压病患者在打完太极拳后血压通常可以下降10～20毫米汞柱。

【运动方法】

下面具体介绍一下太极拳中的左右倒卷肱、云手、左右揽雀尾等适合高血压病患者练习的招式。

（1）倒卷肱。

步骤一：上体右转，右手翻掌（手心向上）经腹前由下向后上方划弧平举，臂微屈，左手随即翻掌向上；眼的视线随着向右转体先向右看，再转向前方看左手。

步骤二：右臂屈肘折向前，右手由耳侧向前推出，手心向前，左臂屈肘后撤，手心向上，撤至左肋外侧；同时左腿轻轻提起向后（偏左）退一步，脚掌先着地，然后全脚慢慢踏实，身体重心移到左腿上，成右虚步，右脚随转体以脚掌为轴扭正；眼看右手。

步骤三：上体微向左转，同时左手随转体向后上方划弧平举，于心向上，右手随即翻掌，掌心向上；眼随转体先向左看，再转向前方看右手。

（2）云手。

步骤一：身体重心移至右腿上，身体渐向右转，左脚尖里扣；左手经腹前向右上划弧至右肩前，手心斜向后，同时右手变掌，手心向右前；眼看左手。

步骤二：上体慢慢左转，身体重心随之逐渐左移；左手由脸前向左侧运转，手心渐渐转向左方；右手由右下经腹前向左上划弧至左肩膀前，手心斜向后；同时左脚靠近右脚，成小开立步（两脚距离约10~20厘米）；眼看右手。

步骤三：上体再向右转，同时左手经腹前向大踏步划弧至右肩前，手心斜面向后；右手右侧运转，手心翻转向右；随之左腿向左横跨一步；眼看左手。

（3）左右揽雀尾。

步骤一：右脚尖外撇45°，身体同时右转45°。随转体时，重心渐渐移于右腿，右腿屈膝微蹲，左脚经右踝内侧向右提。同时，右掌随转体自下经腹前而上，在右胸前向右向里向左抹转一小圈，掌心朝下；左手也同时经腹前向右弧形抄至右掌下方，随后随着臂外旋使掌心翻朝右面上方；两掌相对如抱球状，右肘稍坠；略低于腕，两臂呈弧形。眼随转体平视转移，眼神稍先于右臂到达，并要顾及右臂。

步骤二：右腿继续渐渐下蹲，左脚向左前迈出一步，先以脚跟着地，随着重心渐渐移向左腿而至全脚踏实，脚尖斜朝西南，弓左腿，蹬右腿，成左弓步。当左脚前迈时，身体稍向左转，当左脚跟一经着地，身体即渐渐右转。同时，左肘稍屈，以左小臂向左上弧形掤出，左掌高与肩平，腕微里屈，掌心斜朝右面上方；右掌向前而右弧形下压至高与胯齐，掌心朝下，手指朝前，坐腕，指节微向上翻。眼向前平视，眼神要顾及两掌左右分开。动作一、二为左掤，动作三、四为右掤。

步骤三：重心渐渐全部移于左腿，身体微左转，右脚经左踝内侧弧形向前提起。随转体时，左肘向左后方微下撤，自然带动左掌下移于左胸前，随下移随着臂内旋使掌心渐渐翻朝右面下方；右掌同时向左弧形抄至腹前，随后随着臂外旋使掌心翻朝左面上方，与左掌成抱球状，两臂均呈弧形。眼神略顾左臂后撤，即渐渐转向右臂前方平视。

步骤四：右脚向右（西）迈出，先以脚跟着地，随着重心渐渐移向右脚而至全部踏实，弓右腿，蹬左腿，成右弓步；同时身体微向右转。随着转体，右小臂同时向右（西）上掤，右掌高与肩平，肘稍低于掌；左掌随右臂向前推出。眼向前平视，眼神要顾及右小臂前掤。

【要领及注意事项】

（1）太极拳的锻炼不是一天两天就可以见效的，需要长期有恒心、有毅力地坚持，否则是不能取得预期的效果的。

（2）身体转动要以腰脊为轴，松腰松胯，不可忽高忽低，上身应始终正直。两臂随腰脊的转动而自然圆活地运转，速度要缓慢均匀。

（3）中老年人感到下肢无力，无须勉强动作，只要意动形自然就随之动，不可用力转动，感觉如自动。

（4）做弓步需要注意的是，弓腿之膝不可超出脚尖。

4.踩鹅卵石

【优点】

踩鹅卵石疗法对I、II期高血压病有良好的辅助治疗作用。因为足底是人体经络相对集中的地方，有身体各个部位的反射区，当高血压病患者在鹅卵石上行走、踩踏时，就会对足底的经络和穴位产生刺激，促进新陈代谢、血液循环，改善机体功能，使人体供血得到改善，降低心、脑等主要器官的负担，从而起到平压、降压和保健的功效。

【运动方法】

步骤一：自然站立，挺胸抬头。手臂屈肘，尽量贴近身体，抬高大腿，向前迈步时体重心由脚后跟转移到脚趾，即脚后跟先着地，然后滚动到脚掌，使脚掌充分与鹅卵石接触。

步骤二：待前脚踏稳之后，后脚再蹬石离地，逐步加快速度和踏石力度，身体条件允许时，还可以在鹅卵石上进行跳跃等动作，手臂随着步伐前后摆动。

【要领及注意事项】

（1）初练时步法不宜过大，逐步适应鹅卵石对脚的刺激。

（2）如果鹅卵石地在室外，最好选择午后或傍晚。清晨鹅卵石较凉，受凉易引起关节疼痛。

（3）可选择大小匀称的鹅卵石，用湿水泥进行固定，自制鹅卵石板。

（4）在鹅卵石板上踩踏时要注意保持节奏，最好赤脚进行。踩踏时间以每次15分钟，每天两次为宜。

（5）在踩踏的过程中最好选择有支撑物的地方，以防止跌倒。

（6）糖尿病患者以及患有关节炎、寒性疾病、骨质疏松、骨质增生、其他骨质病变、足部损伤、足部疾病者忌走鹅卵石。

5.保健操

医学研究发现，一些保健操可以使患者的肢体得到舒展，紧张的情绪得以缓解，并能改善人体的微循环，促进新陈代谢、血液流通和脂肪分解、消耗，有助于保持良好的体型，降低血压，非常适用于1级、2级高血压病患者。

【运动方法】

（1）摩体保健操。

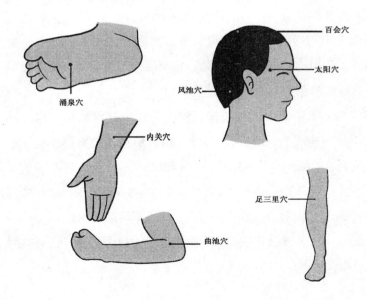

步骤一：坐姿、站姿均可，身体自然端正，正视前方，沉肩坠

肘，含胸拔背，调息存念，意守双足涌泉穴，全身肌肉放松，练功时采用鼻吸口呼法。

步骤二：将双手食指指腹紧贴在眉梢与外眼角中间向后的凹陷处，顺时针按揉太阳穴。

步骤三：将一只手掌紧贴在百会穴（头部，当前发际正中直上7寸，或两耳尖连线中点处），然后顺时针缓慢旋转。

步骤四：双手拇指指腹扫揉双侧风池穴（颈部，当枕骨之下，与风府穴相平，胸锁乳突肌与斜方肌上端之间的凹陷处），顺时针旋转。

步骤五：双手五指自然分开，用小鱼际从前额向耳后分别按摩。

步骤六：先用左手大鱼际擦右颈部胸锁乳突肌，再换右手擦左颈，反复数次。

步骤七：用右手按揉左臂肘关节、屈肘尖凹陷处曲池穴（侧腕屈肘，位于肘横纹桡侧端凹陷处，或尺泽穴与肱骨外上髁连线中点），然后换左手按揉右臂的曲池穴。

步骤八：用右手大拇指按揉左腕内关穴（前臂掌侧，当曲泽穴与大陵穴的连线上，腕横纹上2寸，掌长肌腱与桡侧腕屈肌腱之间），再用左手按揉右手内关穴，反复数次。

步骤九：用双手拇指按揉双腿足三里穴2~3分钟（小腿前外侧，当犊鼻穴下3寸，距胫骨前缘一横指，屈膝或平卧取穴）。

步骤十：双手放松下垂，然后握成空拳，屈肘抬起，提肩向后扩胸，放松，还原。

（2）高血压病防治操。

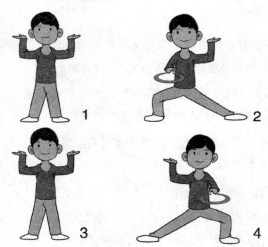

步骤一：保持站立姿势，两脚分开与肩同宽，双臂从身前平行上举，动作要平稳、缓慢，并配合呼吸，至与肩平为止。然后将双臂缓缓放下，回到身体两侧，自然下垂。每次做6~8次。

步骤二：保持站立的姿势，双脚分开与肩同宽，两臂在身体两侧屈肘90°，掌心向上。右手向体前伸出后，掌心向下，然后向外做平面画圆动作，至身体右侧，同时腿变右弓步。然后还原，左臂依法向左画圆。左右交替各6~8次。

步骤三：两腿保持马步半蹲，两臂平举在身前，保持30~60秒后站起，反复6~8次。

步骤四：患者保持站立姿势，双手叉腰，在原地尽量抬高脚进行踏步。以100步为一次，连续2~3次，每次中间应休息片刻。

6.健身球（铁球）

【优点】

（1）在运动的过程中患者会全身心地放松，使人体血管扩张，减少血液流通阻力和心脏负担，因此具有活血降压作用。

（2）转动铁球时能够刺激手部穴位，并与手掌不断产生摩擦，起到疏通经络、调和气血的作用，有助于消除疲劳、改善睡眠、健脑益智，配合散步等运动形式，达到多重健身功效。

【运动方法】

（1）单手托双球摩擦旋转。

步骤：把一对铁球放在左手掌心，手指贴近球体，手指发力，使双球在掌心按照顺时针和逆时针方向摩擦旋转。

（2）单手托双球离心旋转。

步骤：把一对铁球放在左手掌心，手指分开，用力拨动双球，使双球在掌心按照顺时针和逆时针方向快速旋转。

（3）双手搓球。

步骤：双手掌心相对，把球夹在掌心，进行单一方向的搓球练习；还可以双手五指相交，用掌心相互挤压球体。双手应上下用力搓球，先顺时针搓、后逆时针搓，反之也可以。次数和时间不限。

【要领及注意事项】

（1）必须选择合适的健身球。空心健身球是高血压病患者用来锻炼的首选健身球，不宜选用实心铁球及石球。因为这两种健身球分量过重、球身过凉，不利于缓解肢体远端小动脉痉挛和扩张血管，会对降压效果产生影响。

（2）在初练时，患者还应根据自己的手掌大小、手力强弱来选择合适的健身球，建议先从球体直径45毫米、每副重400克的小号健身球或者球体直径40毫米、每副重量250克袖珍健身球开始练起。待指力、臂力都有所提高，对球体地转动熟练后，再改用大一号的健身球。

（3）高血压病患者在进行健身球锻炼时，应全身放松，保持精神愉快。手指旋转健身球时握球的松紧要与手指的伸展、屈曲动作相配合。当两只健身球在手中旋转到横向排列时，手指应屈曲用力握球；当球旋转到纵向排列时，手指要逐渐伸展放松，这样一紧一松的旋转有利于血管扩张、血压下降。

（4）健身球锻炼的运动量也需要循序渐进，具体的运动量可根据自己的身体素质和原来是否经常参加运动来决定，而旋转速度可随着熟练程度而自主决定，但不宜过快，建议保持在每分钟60～80次左右。

（5）患者在进行锻炼时应左右手频繁地交替活动，这样才能使双手的活动能力协调发展，也能使整个锻炼过程轻松自然，不会导致单手过度疲劳的情况发生。

7.瑜伽呼吸

【优点】

（1）进行瑜伽呼吸，能使心跳放慢，精神放松。

（2）瑜伽呼吸能使人体摄入充足的氧气，血液中携带的氧气自然就会增多，流通更顺畅，降低血管壁压力。

【运动方法】

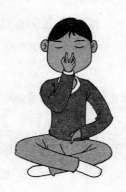

（1）腹式呼吸。

步骤一：选择舒适的姿势，双手搭放在腹部，中指相对，用鼻腔呼吸。吸气时，胸腔不动，腹部因充气而鼓起，横膈膜下降，手随之被抬起，双手手指分开。吸气越深，手指分开的间隔就越大。

步骤二：呼气时，肺部在将空气排出，同时横膈膜慢慢上升，腹部有意识收缩，手随之降低，手指间距离变小。收缩的腹部继续将横膈膜向上顶，将肺部剩余的空气也挤出去。

（2）交替式呼吸。

步骤一：盘坐在地上，挺直背部，放松肩膀，身体不要过于僵硬。

步骤二：将大拇指放在右边鼻翼，食指、中指放在鼻梁上，无名指放在鼻翼左侧。先用无名指压住右边的鼻孔，用左边的鼻孔呼气10秒钟，然后再吸气5秒钟。

步骤三：完全吸气后，用拇指无名指按住左鼻孔，将拇指从右鼻孔挪开，用右鼻慢慢地呼气之后，再一次地用右鼻孔吸气。如此重复数次。

第十五章

高血压人群的日常护理宜忌

空调不宜随便使用

不少高血压病患者在炎炎夏日，病情会变得更加严重，收缩压往往会增加10～20毫米汞柱，而舒张压也会增加5～10毫米汞柱，而这种情况无论是吃药还是休息都无法好转。

经研究发现，引起这种症状出现的罪魁祸首就是———空调。在一般情况下，高血压病患者都会根据气候等因素自行调整降压药的种类和剂量，以适应气候变化。但是空调的使用会将室内温度调得过低，使人体误认为自己处于春、秋季节，而高血压病患者根据夏季气候特征调整的药物由于不能满足春、秋季高血压病病情的需要，就会出现血压不降返升的现象。因此，高血压病患者为了保持血压的平稳，在夏季应当尽量避免使用空调，而采用其他降温措施。如果一定需要使用空调，那么也应该让室温保持在27～28℃。

此外，长时间开空调还会导致密闭室内的空气质量下降，污浊的空气不但会影响身体各个器官的工作，还会使人产生烦躁等不良情绪，造成血压升高。所以，高血压病患者在夏季如果必须身处空调房中，那么应该经常开窗通风，使空气流通，并保持洁净。

适度晒晒日光浴

日光浴在国外被视为一种治疗疾病和强身健体的方法，对高血压病的防治也有一定功效。

人体在进行日光浴时，表层的组织和血管会在红外线的作用下扩张，使血液循环加速，心脏跳动加强，促进新陈代谢的进行。而日光中的紫外线还可以使皮肤中的7-脱氢胆固醇转化成维生素D，帮助钙质吸收和身体排钠，对改善造血功能也有很好的作用。因此日光浴对于高血压病患者，特别是1级患者来说具有很好的治疗效果。

不过，日光浴并不仅仅是晒太阳，而是让人体体表直接暴露在阳光下，并按一定的顺序和时间要求进行系统照晒的方法。常用的日光浴方法有背光浴、面光浴和全身浴三种。

（1）背光浴，是以坐着或者俯卧的方式，以背部为主要的阳光照射区域。

（2）面光浴是以坐姿面对阳光，以面部及前胸部为主要的阳光照射区。在进行面光浴的时候为了保护眼睛可以选择闭上眼睛或者戴上墨镜。

（3）全身浴是需要不断地改变体位，以达到日光可以依次照射到身体的上下左右各个部位的目的。

对于高血压病患者来说进行日光浴最好的温度是20～22℃。而时间最好选择上午10点以前，或者下午16点以后。高血压病患者在日光浴时，应该本着循序渐进的方法进行，通常从每次5分钟开始，然后逐渐增加，但是最长不可超过1小时。此外在饭前和饭后1小时都不适合进行日光浴。

高血压病患者在日光浴的过程中应该根据皮肤接受照射的情况适当地变换姿势和照射部位。如果在日光浴的过程中出现头晕、头疼、恶心等症状，应该马上停止。高血压病患者在日光浴后应该在阴凉处休息15分钟左右，并适当地补充水分。

保持起居环境的舒适

精神紧张是引发高血压病的一个重要原因，因此高血压病患者只有放松精神才能使血压保持平稳。由于居室是每个人生活的一个重要空间，而良好的起居环境能够使人的神经得以放松，因此高血压病患者在居室的选择上应注意以下几点。

1.居室结构

一般来说，每个高血压病患者最好都有自己独立的房间，将主卧室与其他房间充分地分隔开，以免人多嘈杂影响休息。此外，卧室应该设置在房屋最好的朝向，这样可以使居室保持良好采光和通风，避免潮湿、阴暗对血压造成不良影响。

2.居室面积

中国古代就对居室颇有讲究，要求居室要高低适宜，否则就会出现阴阳的不协调。从现代卫生学的角度来说，高血压病患者宜居的居室面积为15平方米左右，居室的标准高度为2.8米。如果房间过于窄小或者低矮就会使视觉和心理产生一种压迫感，容易造成血压波动。

3.居室温度

对于高血压病患者来说，寒冷潮湿的居住环境会增加并发症的几率；如果室内的温度过高，湿度过大，又会使人感到闷热，导致血压上升、心动过速，甚至出现意识障碍、中暑和死亡。因此高血压病患者一定要保持居室中适宜的温度。

通常来说，最合适的居室温度为夏季24～26℃，相对湿度30%～65%；冬季16～20℃，相对湿度为30%～45%。这样的温度有利于高血压病患者保持机体温热平衡，对保持血压的平稳大有好处。

4.居室采光

良好的采光环境可以稳定高血压病患者的情绪，改善睡眠质量，有助稳定和降低血压，改善高血压病患者头晕、胸闷、恶心等不适症状。因此，对于高血压病患者来说，居室的采光要保持明暗适宜，并可以随时调节。

在北方较冷的地区，朝南的居室冬季每天日照时间不少于3小时，夏季应该尽量减少日照，以避免室内温度过高。而当白天或者夜间自然光照不足时，室内必须保证有充足的人工光照，灯光应当稳定、均匀，避免刺眼。

5.居室通风

人的大部分时间是在室内度过的，因此如果室内空气中含有大量的微生物、烟尘、二氧化碳，就会使人感到不悦、烦躁，出现心胸憋闷、血压升高的现象，严重的可以引发心脑血管疾病。因此，居室的自然通风就可以使室内的湿热污浊之气排出室外，保证房间内的空气清新。

此外，如果高血压病患者长期处于空气浑浊、有异味的环境中，还会产生厌食、恶心、呕吐、消化功能减退的情况，长此以往，极易导致嗅觉疲劳和丧失；而当脑神经长时间被污浊空气刺激时，就会导致脑皮层兴奋和抑制调节功能丧失，使人烦躁不安、血压上升，极易诱发心血管疾病。

6.居室防噪

噪音不但会干扰人的休息、睡眠、工作、学习、思考和交谈，还会对人体的健康产生很大的影响。据研究表明，噪音会对人体的神经系统、心血管系统和内分泌系统产生影响，长期处在噪音的环境中容易引起神经衰弱、心跳加快、心律不齐、血压升高，严重者还会使血液中的胆固醇浓度增加，加速动脉粥样硬化的速度。当噪音超过50分贝时还会引发心脏病。

因此，为了减少噪音的侵害，高血压病患者应当从居住的环境上下功夫，最好选择远离公路、工地、工厂、闹市的幽静环境。如果确实无法选择居住地，那么就应该在居室的窗户上挂上棉麻质地的厚窗帘，为窗户安装塑钢或者中空双层的玻璃窗。此外，在装修家居的时候可以粘贴上吸音的壁纸，采用吸音、隔音的材料，或者在家中摆放悬挂各种布艺制品，如布艺沙发、挂毯、地毯等，以吸收噪音，降低对高血压病患者造成的影响。

高血压病患者打麻将禁忌

打麻将是一种普遍的娱乐活动，打麻将具有调节神经，延缓智力衰退的益处。因此这种消磨时间的娱乐方式也备受高血压病患者的青睐，经常一有时间就与牌友凑在一起，十圈八圈地打个过瘾，却忽视了打麻将成瘾的潜在危害。

1.忌饭后打麻将

饭后马上打麻将会降低肠胃的供血量，导致胃肠消化功能减弱，影响消化和吸收，使心、脑供血、供氧不足，容易引起血压升高，出现胃痛、头晕等症状。长时间还会形成肠胃疾病。此外，饭后马上打麻将还会加重心脏的负担，对于高血压伴有心脑血管并发症的病患者来说这是极其危险的，很容易导致疾病突发。

2.忌打麻将时间过长

有些高血压病患者打麻将一坐就是半天或者一天，这样会使下肢的血液回流阻力增大，速度缓慢，时间长了不但会使血压升高，还会出现下肢麻木、疼痛、浮肿等症状，严重的还会使下肢出现静脉栓塞，加重高血压病病情。长期、长时间打麻将还会导致脂肪堆积，引发肥胖，对高血压病的防治造成影响，并可能诱发其他高血压并发症。因此，高血压病患者在打麻将的过程中应该每隔一段时间适当地站起活动一下肢体，而且每次打麻将的时间不宜超过3小时。

3.忌打麻将看重输赢

高血压病患者在打麻将的时候如果太看重输赢就难免引起情绪波动，对于动脉粥样硬化状况严重的高血压病患者来说，由于自身血管弹性很差，一旦情绪波动过大就会刺激体内的交感神经，使心跳加速，血压升高，出现面红耳赤、头晕目眩的症状，严重的会引发中风、心绞痛、心肌梗死，甚至造成猝死的悲剧。

4.忌熬夜打麻将

对于高血压病患者来说充足的睡眠是保证血压平稳的一个重要因素，如果熬夜或者通宵打麻将，就会使身体产生疲劳，并且在短时间内很难恢复，导致血压升高、头晕眼花等状况，轻则头晕耳鸣、腰酸背痛、四肢无力，重则还会使心、脑、肾并发症突发，造成后遗症甚至死亡。

5.忌忽视卫生

高血压病患者由于病情导致身体免疫力低于常人，身体素质较差，一旦遇到微生物感染很容易引发疾病，反过来导致血压升高，诱发心、脑血管疾病。因此高血压病患者在打麻将前后应该洗手，而在打麻将的过程中也不应直接吃东西，否则会导致各种疾病的发生。此外，麻将牌也应经常放在阳光下曝晒以杀灭细菌。

衣着宽松勿紧绷

对高血压病患者来说，着装不仅意味着美观，更要讲究舒适。

高血压病与动脉粥样硬化症经常一起发作，由于动脉粥样硬化的症状并非局限于身体的某个部位，而是遍布于身体的各个部位，如果穿着过于紧绷，就会增加血液流通阻力，使心脏这个人体的"输血泵"不得不加大功率，以维持血液的正常流通，从而致使血压升高。而穿着宽松的衣服，就会减少血液流通的阻力，降低心脏负担，还可以有效降低因血压升高引起的心脑血管疾病的发病率。

因此，高血压病患者在日常着装时应注意"四松"。首先，皮带要松，不要将皮带系得过紧，最好不用收缩拉紧的皮带，宜采用背带式。其次，衣领宜松，不必要时不要系领带及领结，在必须佩戴领结或者领带时，应尽可能地保持宽松。第三，鞋子宜松，用布鞋代替皮鞋是一个不错的选择。第四，对于鞋带、衣领以及手腕扣夹的表带等，均须注意宜松不宜紧，以自然、舒适轻松为理想效果。

应当注意的是，衣着的宽松程度并没有一个统一的标准，以个人穿衣整齐利落，颈部、胸部、腰部、脚部等身体部位没有压迫感为宜。

洗头不要后仰

美国纽约医学院神经病学专家迈克尔·温特劳布的医学报告指出：高血压病患者把后颈搁在盆沿上，让别人帮忙洗头，有脑卒中的危险。温特劳布在圣地亚哥召开的一次美国神经病学的讨论会上发言："由于高血压病患者的动脉硬化，使脖子不能扭动得超过一定范围。"另外他还调查了25名有"微脑卒中"史的高血压病患者，发现其中23名患者对颈部的过激运动很敏感，18名患者在后仰洗头的姿势时有微脑卒中的症状。

这是因为头部在后仰时，颈部会向后弯曲，颈部血管的血压流动阻力就会增大，使脑供血不足。对于高血压病患者来说，脑供血不足是诱发脑中风的重要因素之一。因此，高血压病患者无论是在家中还是在理发店，都应避免后仰洗头，以免发生脑卒中症状。

不要长时间接听手机

手机虽然给人类带来了便利，但带来的危害却也是不容忽视的。有关实验证明，手机所发出射频电磁场辐射，会使人体血管收缩，导致血压升高，造成头晕、头疼、耳鸣、胸闷等不良反应的出现。长时间处在电磁辐射中会使高血压病患者血压持续升高，加重心、脑血管负担，严重时会诱发心脏病和脑中风。

实验中，被测试者都把手机放在右耳边，医务人员在不同的间隔时间内用遥控器启动他们的手机，然后，再进行心脏功能和血压状况的测量。结果发现，持续35分钟的接听手机使他们的血压升高了5～10毫米汞柱。

因此高血压病患者应该避免长时间接听手机，尽可能用座机接打电话。在必须用手机通话时，应该保持手机与耳朵的距离，并将时间控制在3～5分钟。

不要长时间看电视、上网

看电视、上网已经成为现代人生活中必不可少的部分。更有甚者每天十几小时的面对电视、电脑进行消遣。殊不知这些看似可以愉悦大众的休闲却是健康的"隐形杀手"，而对于高血压病患者来说更是有百害而无一利的。

根据研究表明，电视机、电脑在工作的时候都会发射出一种较强的电子束，这种辐射会对人的血压产生很大的影响。此外，当长时间看电视、上网之后机体的耗氧量就会大幅增加，而人的神经系统也会产生疲劳，感官能力随之减退，从而使血管收缩，血流黏稠度和阻力增大，加重心、脑、肾及其他重要器官的负担，很容易导致血压升高。

当高血压病患者持续看电视、上网5个小时后血压会明显的升高，血压升高后的不适反应通常会持续10~15小时，严重者还会出现颅内刺激，诱发脑卒中、急性心肌梗死。因此，高血压病患者不要长时间看电视、上网，在上网、看电视时还应注意以下几点。

（1）看电视、上网的时间每次以不超过2小时为宜，其间还应该离开电视、电脑，在通风的窗前和阳台眺望远方，活动肢体，呼吸新鲜空气。

（2）看电视、上网时应该保持柔和、较弱的侧面光照，不可让室内光线过暗。

（3）看电视、上网时应该注意保持屏幕的平稳，避免屏幕闪烁、跳跃。

（4）看电视、上网时应该少看惊恐、悲伤的内容。

看球赛切忌过度兴奋

精彩的球赛往往会吸引很多的球迷，而其中不乏高血压病患者。这些患者也会同其他球迷一样，随着比赛的情况或欢呼雀跃或极度懊丧。这种大起大落的情绪变化会引起心理失衡，造成神经机能失调，使肾上腺素分泌增加，引起心率过速、血压升高。对高血压病患者来说这是非常危险的，轻者患者会感觉呼吸困难、心跳过速、头晕眼花，重者会导致心肌梗死、脑出血等疾病突发，甚至死亡。

因此，高血压病患者在看球的时候要学会控制自己的情绪，一旦出现情绪激动的现象，应该马上离开电视，在通风的窗口或阳台进行深呼吸，以缓解紧张的心情。如果在球场看球，那就应该及时进入休息区，随意走动或闭目调整情绪，当情绪得到放松时再重新回到赛场。

长期卧床，不利健康

很多人认为患有高血压等慢性病的患者应该多卧床休息，多睡觉，这样才有利于康复。因此不少高血压病患者一旦感觉血压升高、头晕眼花就立刻上床，长时间卧床休息。事实上，这种认识是错误的。

（1）长时间的卧床休息通常会使患者的脑组织消耗大量的葡萄糖、氧气、脑卵磷脂、氨基酸等能源物质，造成大脑营养供应不足，导致头晕、浑身乏力等症状的产生。

（2）长期卧床不但会使胃肠功能、身体抵抗力下降，还会使长期处在静态中的肢体出现肌肉萎缩、骨骼脆性增大和关节不灵活的现象。这对于高血压病患者的治疗和康复来说是有百害而无一利的。

（3）长期卧床还会使室内空气污浊，当细菌、霉菌、发酵颗粒以及二氧化碳、灰尘等有害物被大量的吸入体内后，就会导致呼吸受阻，加重呼吸系统负担，使体内的毒素浓度增大，影响新陈代谢功能，降低血管壁通透度，增加血液流动阻力，加重心、脑等重要器官的负担，引起血压波动，致使血压升高。

因此高血压病患者应该适量地出外活动，以调整植物神经系统功能，降低交感神经兴奋性，提高迷走神经兴奋度，缓解小动脉痉挛，使血压得以保持平稳并有所下降。

冬季别忘做好防寒措施

冬季，人的皮肤受到寒冷的刺激后血压升高。这种生理反射在疼痛、高温的情况下也会发生。特别是高血压病患者，寒冷会使末梢血管收缩，血管抵抗增强，致使血压升高。与此同时，血液的凝固性增强，心脑血管疾病在冬季的发病率也特别高。冬天时，不管是在室内，还是室外，高血压病患者都要注意做好防寒措施。

1.房间里的保暖措施

冬季里，各个房间的温度应保持在20℃左右。不要倚靠电暖气取暖，这种取暖方式通常只能温暖下半身，而上半身依然暴露在寒冷的环境中，致使肩部和颈部的血液循环不畅，极易肩痛和头痛。

2.外出时的御寒措施

冬季外出时，不要怕麻烦，要多穿几层衣服，形成空气夹层来保暖防寒。最好戴上手套和围巾，不要把手指和脖颈暴露在外面。戴口罩也很重要，因为人吸入冷空气后，寒冷刺激会导致冠状动脉收缩。在等电车和汽车的时候，不要像个木偶似地待在原地一动不动，应适当地活动活动筋骨。另外，在饮酒后，人皮肤的血管会舒张，皮肤温度也会升高散失热量，所以在宴会结束后回家的途中更应做好御寒准备。

3.用热水洗漱

研究发现，冬天里使用冷水洗漱会使血压升高30~40毫米汞柱，并且上升的速度非常快，如果同时并发脑和心脏部位的动脉硬化就非常危险了。

所以，高血压病患者在冬季应避免用冷水洗漱。在做家务，比如淘米洗菜、洗餐具、擦洗物品时，也都应尽量避免用冷水。

4.夜间排尿时穿袜子

随着年龄的增长，人的肾脏功能逐渐衰弱，白天不常排尿，可是一到晚上，肾脏功能变得活跃，晚上至少要起夜1~2次。而男性在快速排尿时，血压会快速降低，有可能会导致脑血栓和昏迷，非常危险。所以，高血压病患者在冬季起夜时最好穿上袜子，这样的一个小动作将极大地降低高血压发病的几率。

注意防暑，预防血栓

夏季，高血压病患者发生心肌梗死、脑血管栓塞的几率明显比其他季节高。这是因为夏季天气炎热，气温较高，皮肤处于松弛状态，高血压病患者和正常人一样，无论处于休息还是工作，为调节体温，身体总要大量出汗。随着汗液的排出，血液中的水分逐渐减少，血液会变得黏稠，流动就会出现困难，这样一方面高血压病患者很容易导致血栓的形成，引起心肌梗死和脑血栓，另一方面，为了避免这种情况的出现，血压就会继续升高，来推动血液顺利循环。所以，夏季，高血压病患者要注意防暑，预防血栓，避免血压随季节变化而升高。

（1）注意补充水分，保持体内水平衡，不要在出现口渴的感觉后才去喝水。夏季应比平时增加500毫升左右的水分，并注意不要大量用冷饮料。

（2）调整盐分的摄入。夏季，身体大量出汗，体内大量的盐分随之丢失，人很容易出现疲乏、周身无力。这时高血压病患者的低盐饮食就要进行调整，根据出汗量将一日的盐分增加1~2克。当气温降低，人体不再出汗时，再恢复到原来盐的供应水平。

（3）保持良好睡眠。夏季因天气较热，睡不好觉。如果睡眠不足，休息不好，血压就会出现升高，加重心脑血管的损害。夏季要保证睡眠，调节好卧室的温度、湿度是最关键的问题。使用空调时要注意空调的温度要合适，不能与外界的温差太大；由于使用空调，房间的湿度都较低，所以也要注意调节湿度。

睡眠要充足，午间宜小憩

睡眠对高血压病患者来说有着非常重要的影响，当人处在睡眠状态时，体内的脏器会进行人体所需的能量物质合成和制造，以供人体在工作、生活中使用。同时，在睡眠状态下，人的体温、心率都会相应下降，内分泌也会相应减少，基础代谢逐渐降低，使体力得以恢复。而此时大脑的耗氧量也会减少，使脑细胞储存足够的能量，以保护大脑，防止高血压性脑血管疾病的发生。此外，充足的睡眠还能增强人体产生抗体的能力，使人体中的组织和器官康复加快，从而增强身体免疫力。

所以，高血压病患者每天的睡眠时间最少应该保证在7~8小时。但是，患者往往由于身体原因导致失眠、多梦，特别是患有高血压病的老年人，经常在晚上无法入睡，导致白天十分疲倦。这不仅会对身体健康造成影响，使血压产生波动，还会对患者的情绪产生不利的影响，引起紧张和焦虑。为了改善这种睡眠质量低下的问题，高血压病患者除了服用降压药外，还可以在睡前小剂量地服用镇静剂，但是只能在医生的指导下短时间使用。

高血压病患者在睡眠时也应该注意，如果保持身体右侧卧位，则应两腿微微弯曲，右臂自然屈于身体右侧接近头部，左臂自然向下微微伸直的姿势，就可以使大脑在短时间内平静下来，快速进入睡眠状态。不但如此，这种睡眠姿势还有利于预防睡眠中的呼吸暂停综合征，防止血压升高和心脑血管疾病的突发。

另外，对于高血压病患者来讲，午饭后休息一会儿是非常有益的。午睡不仅可以促进营养物质的消化吸收，而且能很好地维护和保养心血管功能。午饭后，胃肠蠕动明显加快，输送到胃肠的血就大量增多，而其他器官内的血液量自然就相对减少。这时从事体力活动必然要增加心脏的负担。同时，饭后静卧半小时，血压就会下降20~430毫米汞柱（2.7~4千帕），同时使心脏的压力也得到了相应的缓解。

选好被子和枕头

枕头和被子是人在睡眠时不可或缺的，人们通常会按照自己的习惯来选择，但是如果选择不当，使用了过高或过低的枕头和厚重的被子，就会给健康造成危害。而对高血压病患者来说，这种危害更为严重。

（1）高血压病患者如果不使用枕头或枕头过低，就会使流入脑部的血液增多，影响身体健康。而颈部肌肉也会因此产生被动性的紧张，严重影响睡眠质量，致使血压出现波动。

（2）如果高血压病患者的枕头过高，血液就无法顺畅地被输送到头顶，容易引起代偿性的血压上升。此外，枕头过高，还会使头部与床面间的距离过大，这样会使颈椎的侧弯加大，致使颈肌过分牵拉，发生痉挛，造成落枕。对于普通人来说落枕也许只会造成疼痛和颈项转动不便，而对于高血压病患者来说，这种疼痛和肌肉的紧张状态往往还会引起心理紧张、烦躁等情绪，使血压出现波动。

（3）有些高血压病患者为了保暖而选用过于厚重的被子，结果导致夜间血压升高。这是因为，白天主导人体活动的是交感神经，而在夜间休息时是副交感神经主导人体的活动，这样可以降低身体新陈代谢和心脏的输血功能，使疲劳的身心在夜间得到充分休息。因此，通常情况下，在夜里睡眠状态下，人的血压也会下降。但是，如果夜间入睡时盖过于沉重的被子，就会增加人体的氧气消耗量，使心脏不但不能休息，还要处在大负荷的工作中，血压也就会出现不降反升的现象。

因此，高血压病患者在休息时应该避免使用沉重的被褥以及过高或过低的枕头。一般来说，枕头的高度=（肩宽-头宽）÷2；而被子最好选用以轻薄、保暖的七孔棉、太空棉、羽绒为填充物的被子，而不是使用厚重的实棉被。

睡前护理不要掉以轻心

虽然说血压在一天之中呈白天升高、夜晚降低的趋势，但是，现实生活中也经常有高血压病患者夜间突发心脑血管疾病的意外出现，而且常因抢救不及时而出现严重后果，甚至猝死。所以，高血压病患者及其家属千万不能因为患者一般会在夜间血压下降而掉以轻心，特别是对有严重并发症的高血压病患者和老年高血压病患者，更应该密切关注血压变化，做好夜间护理工作。

一般来说，高血压病患者夜间保健应注意以下事项。

（1）睡前避免情绪浮动、看书太久、娱乐过度、交谈过晚、精神紧张等，否则会影响睡眠，导致睡眠不佳、多梦，影响高血压的控制。

（2）睡前不宜进食、饮酒、喝茶和吸烟，以免血管收缩、血压上升、加重心脏负担。同时，高血压病患者夜间起床动作应缓慢一些，最好遵循三个"半分钟"，即夜里要上厕所时，先在床上躺半分钟，然后坐起来半分钟，两腿下垂半分钟，再慢慢下床，避免因体位性低血压的发生而摔伤。

（3）老年高血压病患者晚间不宜服用安眠药，以免发生头晕脑胀、步履不稳、容易跌跤等状况，同时，服用安眠药还会使老年高血压病患者产生类似动脉硬化性痴呆的表现。

（4）不宜独睡一室，特别是有严重并发症的高血压病患者，应该有人与之同居一室，以便在出现意外时能够及时抢救。

高血压病患者如果出现鼾声异常、呼吸急促、自述不适、呻吟不停等现象，应立即通知急救中心或就近医院急诊科派人诊治。如果发现高血压病患者发生急性心肌梗死、心跳骤停，应立即做口对口的人工呼吸和胸外按压，切忌随意搬动患者。同时通知急救中心或附近医院急诊科医师进行现场抢救，并予积极配合。如果发现高血压病患者出现脑卒中，应尽快送往医院抢救。

不要忽视上厕所的隐患

卫生间是每个人生活中必不可少的空间，然而对高血压病患者来说，这个再平常不过的地方却是最容易引发高血压病并发症的处所。因为在这里，有很多被高血压病患者忽视的隐藏性危险因素。

1.寒冷季节上厕所

寒冷是血压上升的一个重要外界因素。而通常情况下，相对于其他房间，卫生间的取暖设备较差，温度也较低，因此高血压病患者特别是老年高血压病患者在从温暖的房间进入寒冷的卫生间时，容易造成血压骤升，引发脑卒中。

2.排便时过于用力

高血压病患者在排便的过程中忌屏气用力,因为屏住呼吸、用力的动作会导致血压上升,引起心脑血管疾病的猝发。

3.过分憋尿

当膀胱充盈时,膀胱壁就会处于紧张状态,当这种张力不断增加时,就会引起血压升高。而当尿液排出时,患有高血压病的男性往往会因为排尿过程中的血压降低而造成意识丧失,导致跌倒,甚至出现危险。特别是在夜间,由于人通常会憋尿到膀胱的最大限度,因此这种现象在夜间的发生几率最大。

4.老年人蹲式排便

当老人以蹲姿排便的时候,腹股沟和腿窝处的动脉血管曲折度通常会小于40°,这会使下肢的血管产生严重弯曲,使血液流通受到阻碍。如果再屏吸用力,就会使腹部压力增高,导致血压瞬间升高,很容易造成脑部血管破裂,轻者会昏迷不醒、偏瘫,严重的会造成死亡。因此老年人,特别是患有高血压病的老年人应尽量选择坐便。

5.轻视便秘

对高血压病患者来说,便秘也是一个导致血压升高的因素。当粪便大量停留在大肠内时,会产生有害气体,从而增加对肠道的压力,容易间接引发血压升高。此外便秘导致的紧张和排便时的过度用力,都会导致血压上升,容易引发高血压病患者的脑卒中。因此高血压病患者不可轻视便秘,应该养成定时排便、多吃蔬菜瓜果的习惯,并可在医生的指导下使用通润肠道的药物;在排便的过程中不可过度用力;上厕所的时间也不宜过长;在厕所中还该配备明亮的灯光，并保持厕所内的整齐，不要乱放杂物。老年高血压病患者在如厕时不要锁门，以免发生意外后救援人员不能及时进入，延误救治。

工作做到张弛有度

由于生活节奏的加快，生活压力的日益增加，拼命工作似乎已经成为一种社会的主流。但是对于高血压病患者来说，从早到晚的繁忙工作会对血压产生严重的恶性影响。

只有保持张弛有度的工作，才可以有效缓解紧张的情绪，使精神得到放松，降低血液循环时间和心、脑负担，防止高血压及其并发症的发生。如果高血压病患者长期处在紧张的工作状态中，就会使血压由暂时性升高转变成持续升高，使高血压病情进一步恶化。此外血压的升高还会导致头晕、目眩、注意力不集中、工作效率低下，进而增加工作的紧张度。长此以往，会形成一个恶性循环，不但使工作受到影响，高血压病情也会日趋严重。因此高血压病患者在日常工作中应该注意以下几点。

（1）在每天下班前安排好次日的工作重点，使工作有目的，不盲目。

（2）给自己留足充足的时间来完成需要做的工作，不要超负荷的安排工作，不要彻夜工作。

（3）高血压病患者在持续的紧张工作后，应该闭目养神或者小憩5~10分钟，也可以做5~6次的深呼吸，以活跃副交感神经，使紧张的神经得以缓解。在通常情况下，血压都会降低15~20毫米汞柱。

（4）高血压病患者往往会在开会时出现血压升高的现象，因此，在会议过程中患者应当在走廊或者洗手间内放松一下紧绷的神经，可以深呼吸，可以伸懒腰，也可以简单的活动一下肢体。这样可以有效的消除紧张感，使血压保持平稳。

（5）高血压病患者如果在工作中出现生气、发火的现象，那么就应该在发火前暂时离开，到空气流通的窗前深呼吸，活动一下自己的颈部和四肢，以缓解紧张的情绪，避免血压的急剧升高。

合理安排性生活

医学研究发现，人在性交过程中，血液流动加速，导致心血管系统和神经系统的负担增加。特别是在进入性高潮时，收缩压通常会升高40~100毫米汞柱，而舒张压则会升高20~50毫米汞柱，容易造成猝死，很多高血压病患者因此谈"性"色变。

其实，高血压病的病程一般较长，在此期间完全避免性生活是不可能的，但只要注意合理安排性生活，正常情况下不会对血压造成影响。

（1）性生活频率应根据患者的具体情况而定。一般来说，高血压病患者病情比较轻，无明显症状者，可不必过多限制房事，每周1次为宜。如果高血压病患者已有轻度心、脑、肾等脏器损害，此时房事应有所节制，以2周左右1次为宜，且应在降压药保护下进行。性生活开始之前，最好先测量一下自己的血压，若发现血压偏高，可临时含服硝苯吡啶10毫克，大约过15分钟后再性交。如果高血压病患者病情较重，血压明显增高，且常呈居高不下状态，心、脑、肾等重要器官严重受累，并发症亦较多，血压又难以控制在安全水平内，最好立即停止性生活，以防万一。

（2）不要在血压呈上升趋势时过性生活。

（3）性生活时间最好安排在清晨。因早晨起床前血压水平较低，且经过一夜的充足睡眠之后，精力也较为充沛，并且早晨人体性激素水平比较高，会令性生活达到满意的效果，故性生活以此时进行为宜。

（4）在性交过程中，动作宜轻缓，以防血压剧烈上升而引起后患。在性交体位上，如男方为高血压者，可采取女上位式，以减少运动量。在性交过程中，妻子或丈夫应注意观察对方的反应，注意保护对方，一旦出现不良反应，立即中止性交。

（5）饮酒、饱食、吸烟、过度紧张、焦虑、兴奋过度、过于疲劳，以及寒冷刺激等因素皆可使血压暂时性升高。因此高血压病患者应忌在这种状态下进行性生活。

旅行时不要安排硬性日程

轻松愉快的旅行可以使高血压病患者放松精神，充分享受旅游的乐趣，这对健康极有帮助。可是，高血压病患者要注意一个原则，在旅行中避免安排很多的硬性日程，比如，一定要在某个时间出门，要在外面待多久，要多逛几个旅游景点之类，这会使旅行充满了紧张、"疲于奔命"的气氛，完全改变了旅行是为了要放松的初衷，失去了旅行的意义。

另外，在团体旅行的时候，会有很多的聚餐之类热闹非凡的场面，很容易发生饮食过量的情况，并且有些娱乐活动会使患者不自觉地熬到深夜，这样不仅极不利于血压的控制，而且也会导致第二天精神的疲倦，如果再硬撑着继续行程就会造成恶性循环，本来是放松精神，改善心情，调节自我的健康之行，变成了"劳命伤身"的事情，可谓是得不偿失。

最后需要注意的是，患者不可以因为旅行时间紧迫，就改变自己原来的一些习惯，比如原来习惯洗温水澡，现在将就凑合，用凉水洗洗就行，在食物的选择上也没有多少禁忌，这些极不利于血压的控制。所以，患者即使是在旅行的时候也要注意防护，尽量使自己的旅行安全愉快，达到放松身心的目的。

尽量少开车，不开车

虽然在交通法规上，高血压病患者并不属于不可开车的人群范围，但是高血压病患者开车时精神、肉体上的负担通常比正常人高出两倍，因此同样具有很高的危险性。

在开车过程中，人通常要高度集中精力以注意车辆和行人，特别是在拥堵的城市中开车，堵塞的交通常常会使人烦躁不安，这种焦躁的心情通常会引起血压升高，正常人都会因此感到不适，高血压病患者因此出现并发症突发也就不足为奇了。

此外，高血压病患者如果长时间疲劳驾驶，还会导致血液循环不畅，加重心脏负担，致使心率异常，血压升高。如果是高血压病重度患者，还可能导致心脏骤停、心肌梗死、猝死的危险发生。

因此，高血压病患者在日常生活中应该尽可能的不开车，而选择公交、地铁以及出租车出行。如果必须自己开车也应该尽量慢速行驶，降低神经紧张的程度。在开车过程中如果感到疲惫，应该立即靠边停车，走出车外活动一下肢体，然后再继续开车。此外，高血压病患者在开车出门办事时应该给自己留出足够的时间，避免赶时间的情况。

避免乘坐过挤的公交车

高血压病患者应尽量避免在上下班高峰期挤公交车。现在城市里的人越来越多，公交车作为工薪层最重要的代步工具，也是越来越挤，为了赶时间，人们在上下班的时候，都会精神紧张地抢车、挤车。在这样的氛围里，高血压病患者也不可避免地出现紧张和烦躁的情绪，不利于血压控制。另外，公交车空间狭小，特别是人多的时候，空气流通极差，也容易让人出现不同程度的头晕、肩膀酸痛、疲倦、烦躁等问题。

所以，高血压病患者应尽量避免在高峰时段挤公交车，可以在其他时间坐公交车，或者如果时间充足的话，可以用步行和骑自行车代替。如果患者必须坐公交车时，那也一定要牢牢抓紧坐椅的扶手，防止摔倒造成意外。

不要搬重物

根据调查发现，从事重物搬运工作的人高血压的发病率明显高于其他行业的从业者。主要是因为，搬动重物会增大运动量，使氧气的消耗量增加，因而引起血压上升；而当搬运结束后，人体氧的消耗量也开始下降，血压也随之下降。但是，如果长期从事搬运重物的工作，这种反复的血压上升、下降，对高血压病患者极为不利。

此外，人在搬动重物时，都需要低头俯身，这种动作会使脑部供血不足，对高血压病患者来说很容易引发中风、心脏病突发和脑出血。因此高血压病患者应尽量避免从事过重的体力劳作，特别是常年患有高血压病经药物控制下来的患者，由于心脏与血管功能都很弱，稍微用一点力，就有增加血管脆性的可能，因此更不应该从事过重的体力劳动，也不宜搬动重物。高血压病患者还应该对自己的血压变动、体力变化有所了解，并在搬动较轻的物品时，动作越慢越好。

睡前用温热水泡泡脚

泡脚在我国养生学中有着悠久的历史，宋代温革在《琐碎录》中说："足是人之底，一夜一次洗"；而贵为九五之尊的乾隆皇帝也严格遵循"晨起三百步，晚间一盆汤"的养生方法。为什么泡脚被养生学家如此推崇呢？

　　中医认为，人的五脏六腑在脚上都有相应的反射区，特别是在踝关节以下，分布有60多个穴位以及丰富的血管神经组织、躯体和内脏感受器。经常用热水泡脚可以刺激这些穴位，疏通经络，促进血脉运行，使脏腑得到调理，新陈代谢得以改善，从而减轻心、脑、肾等器官的负担，使血压平稳，降低心脑血管疾病的发病率。但是，由于高血压病患者对温度较敏感，所以泡脚水的温度不宜过高，一般保持在40℃即可。泡脚时以水没过脚踝，双脚浸泡时间10～15分钟为宜。高血压病患者在泡脚的过程中还可以用手按摩足底的涌泉穴和太冲穴，这样在降压的同时还能改善睡眠质量。

用温水洗漱，常梳头

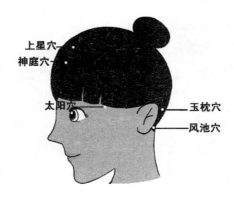

　　很多人在夏季喜欢用凉水洗漱，在冬季则用温度较高的热水洗漱，这种根据环境温度调节水温的习惯本来无可厚非，但对于高血

压病患者来说,这种洗漱方法却是不可取的。因为过凉过热的水都会对血管产生刺激,造成血压波动。这种影响对于1级患者来说也许并不明显,但是对于3级患者来说有时候却是致命的。因为瞬间的血压升高往往会导致心脑血管疾病的突发,造成后遗症甚至猝死。因此,对于高血压病患者,特别是3级高血压病患者来说不可用过冷或过热的水来刺激皮肤。一般来说,30~35℃的水温是最适合高血压病患者洗漱的温度。高血压病患者还应该经常梳理头发。中医认为,人的头部是诸阳所集之地,人体的十二经脉和奇经八脉等经络都集中在头部,在梳头的过程中,这些穴位也会受到一定的刺激,能够促进血液循环、调节大脑供血和供氧,使大脑的疲劳得以缓解,提升大脑的活力和灵敏度。除此之外,梳头时所产生的良性刺激还会通过经脉传到脏腑,使脏腑功能得到改善和强化,从而起到防治疾病、强身健体的功效。

高血压病患者在梳头时,还可重点梳理神庭穴(位于人体的头部,当前发际正中直上半指左右,感觉有个凹下处)、上星穴(位于人体的头部,当前发际正中直上1指处)、玉枕穴(位于后头部,当枕外粗隆上缘外侧)、风池穴(位于颈部,胸锁乳突肌与斜方肌上端之间的凹陷处)、太阳穴(位于耳郭前面,前额两侧,外眼角延长线的上方)等穴位,因为这几个穴位具有平肝息风、开窍凝神、降低血压、软化血管的作用。但是,梳头所用的梳子,要尽量选用竹质、牛角等天然材料质地的梳子,而不是塑料梳子,因为塑料梳子会与头发摩擦产生静电,极易引发心律失常和血压升高。此外梳子的齿不宜过尖,否则会划伤头皮。而齿间的距离也不能过密或过疏,以免夹掉头发或达不到保健的作用。

高血压病患者梳头最适合的时间是早晨，梳头时应该从前额开始，向后一直梳到枕部；梳理时还要注意让梳子紧贴头皮，适度地用力。患者在梳头时，每分钟梳头的时间以50次左右最为合适，每次梳头200～300次，最好能使头皮产生热胀感。如果时间允许，下午还可以再梳一次，但是晚上睡觉之前不适合梳头，以免造成神经兴奋，影响睡眠质量。

日常洗浴多小心

高血压病患者可以利用水的温度、机械性、化学成分的刺激，来达到防治疾病的目的。合适的水温能够减轻高血压病患者的痛苦，有助于降低血压。高血压病患者享受温水浴应注意下列事项。

（1）饭后不宜立即洗温水浴：进食后血液大量流向消化系统，再加上洗澡时皮肤血管扩张和血流量增加，如果高血压病患者此时洗温水浴，就有可能导致大脑和心脏的供血减少，发生心、脑血管意外。

（2）水温不宜过热：水温过热会造成皮肤血管扩张，引起血压下降，也易发生心、脑血管意外。

（3）入浴时间不宜过久：特别是用煤气、天然气等热水器的浴室内，时间过久，氧含量会随着二氧化碳含量的升高而下降，易使高血压病患者诱发心绞痛。

（4）洗澡时动作不宜过猛过快：高血压病患者的血管都会有不同程度的硬化，如果身体前倾过猛，就会发生脑血管意外或心肌缺血。

（5）尽量少去公共浴室洗温水浴：因为公共浴室内的水温通常都较高，明显地超过体温，并且一般的公共浴室通风设备都比较差，使人呼吸不畅，这样会使血压明显上升。所以高血压病患者应在家里或设备条件比较好的浴室洗温水浴，并要注意控制适当的水温。

（6）酒后或过度疲劳时不宜入浴：酒后会造成心肌细胞损坏，使心脏扩大而发展为心肌病，同时酒精又能妨碍血液中葡萄糖的恢复，伴有高胰岛素血症的高血压病患者更不易恢复血液中的葡萄糖含量，易引起休克，甚至危及生命。

切勿久坐或久立

日常生活中，高血压病患者特别是老年高血压病患者不要久坐。这是因为长时间的坐姿会使人体的脏器、组织得不到锻炼，从而影响机体的正常和新陈代谢，使血液循环减慢，循环血量减少，造成血压产生波动。此外，久坐还会引发肥胖症、高血脂、痔疮、神经衰弱、消化液分泌减少、胃肠吸收功能减弱、肺活量降低等问题，这些症状都会给高血压病的防治造成不良影响。因此，高血压病患者，特别是老年患者应该多走出室外。

不仅是久坐会对血压产生影响，久立同样会使高血压病患者的血压升高。经过研究发现，当人由平躺转向站立的时候，在地心引力的作用下，心脏的排出血量每分钟会减少10%～30%。为了适应这种变换，动脉血管会反射性地出现收缩、变窄的反应，以适应血液排出量的减少。只有当心脏的血液输出量恢复后，动脉血管才会恢复原来的状态。但是，血管的这种应力反应是有一定限度的，如果高血压病患者直立时间超过16小时，动脉血管的正常收缩反应就会受到影响，无法收缩回正常的范围。这样就使心脏负荷加大，造成心、脑血管供血不足，引起血压升高，并容易诱发心脑血管疾病。

因此，高血压病患者每天在保持一定时间的站立后，应该静坐或平卧休息片刻，或者做一些简单的肢体活动，以促进血液正常循环。

戒酒远离高血压

大量的研究事实表明，过量饮酒（按国外的标准指每日超过30毫升酒精，相当于600毫升啤酒，200毫升葡萄酒或75毫升标准威士忌）可以使血压升高并使冠心病、中风的发病和死亡率上升。

饮酒使血压升高的原因，与酒精引起交感神经兴奋，心脏输出量增加，以及间接引起肾素等其他血管收缩物质的释放增加有关。同时，酒精能使血管对多种升压物质的敏感性增加，从而导致血压升高。

另据研究发现，长期大量饮酒精含量大于或等于80毫克/100毫升的酒会造成心肌细胞损害，使心脏扩大而发展为心肌病；还可诱发酒精性肝硬化，并加速动脉粥样硬化。因此，已有高血压或其他心血管疾病的患者一定要忌饮高度酒。

当然，少量饮低度酒可扩张血管、活血通脉、助药力、增食欲、消疲劳。同时，一些针对病症的药酒可以少量饮用，特别是中风后遗症和冠心病患者可适当选择某种药酒饮用，但要将量控制在最低限度。已有饮酒习惯的成年人，应限制饮酒量，每天白酒最好不超过50克。

掌握高血压急救处理办法

在生活中，由于高血压病容易受到外界诸多因素的影响，加上高血压病本身的特点等，患者极易突然发病。有鉴于此，患者及其家属都应学会包括初步判断、适当处理等在内的急救处理措施。

一般来说，高血压病患者及其家属应学会判断以下病情及掌握相应的一些急救措施。

患者血压突然升高，伴有恶心、呕吐、剧烈头痛，甚至视线模糊等症状，即已出现高血压脑病。这时患者及其家属必须保持镇定并立即让患者卧床休息，同时让其服用常备的降压药，还可以另服利尿剂、镇静剂等。若服药后症状仍不见缓解，要及早护送病人到附近医院急诊治疗。

如果患者在劳累或兴奋后出现剧烈的心前区疼痛、胸闷，且可放射至颈部、左肩背或上肢，重者有面色苍白、出冷汗等症状时，可初步判断为心绞痛，甚至心肌梗死或急性心力衰竭。此时，患者必须安静休息，并在舌下含服一片硝酸甘油，或吸入一支亚硝酸异戊酯。家中如备有氧气袋，可同时让患者吸入氧气。如症状不见减轻应迅速通知急救中心或备车送往医院。

如患者突然心悸气短，呈端坐呼吸状态，口唇发绀（稍微带红的黑色），伴咯粉红泡沫样痰时，可能为急性左心衰竭。此时患者应双腿下垂，采取坐位，予以吸入氧气，并迅速通知急救中心。

　　高血压病患者在发病时，会伴有脑血管意外。如果患者突然出现剧烈头痛，并伴有呕吐，甚至意识障碍和肢体瘫痪，这些都是脑血管意外的前兆。此时要让患者平卧，头偏向一侧，以免意识障碍伴有剧烈呕吐时，呕吐物吸入气管，然后通知急救中心。

第十六章

对症按摩，让血压稳定下来

头部按摩降血压

1.穴位按摩

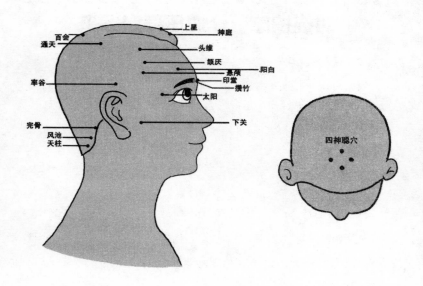

（1）按摩攒竹

穴位位置：在面部，当眉头凹陷处，眶上切迹处。

按摩方法：闭目，将食指、中指、无名指并拢置头部两侧，用拇指指腹按压攒竹，约3分钟，以局部出现酸胀感为宜，休息1～3分钟后，再进行第二次按摩。

（2）按摩悬颅

穴位位置：在头部鬓发上，当头维与曲鬓弧形连线的中点处。

按摩方法：将食指、中指、无名指并拢置于头部两侧，用拇指指腹按压悬颅，约3分钟，以局部出现酸胀感为宜，休息1～3分钟后，再进行第二次按摩。

（3）按摩颔厌

穴位位置：在头部鬓发上，当头维与曲鬓弧连线的上1/4与下3/4交点处。

按摩方法：用拇指按压颔厌约3分钟，直至局部出现酸胀感为止，休息1～3分钟后，进行第二次按摩。

（4）按摩上星

穴位位置：在头部，当前发际正中直上1寸。

按摩方法：用拇指按压上星约3分钟，直至局部出现酸胀感为止，同样休息1～3分钟后，进行第二次按摩。

（5）按摩头维

穴位位置：在头侧部，当额角发际上0.5寸，头正中线旁开45寸。

按摩方法：将食指、中指、无名指并拢置于头部两侧，用拇指按压头维，约3分钟，以局部出现酸胀感为宜，休息1～3分钟后，再进行第二次按摩。

（6）按摩下关

穴位位置：在面部耳前方，当颧弓与下颌切迹所形成的凹陷处。

按摩方法：将双食指、中指、无名指并拢置于头部两侧，用拇指指腹按压下关，约3分钟，以局部出现酸胀感为宜，休息1～3分钟后，再进行第二次按摩。

（7）按摩率谷

穴位位置：在头部，当耳尖直上入发际1.5寸，角孙直上方。

按摩方法：用拇指按压率谷约3分钟，直至局部出现酸胀感为止，休息1~3分钟后，进行第二次按摩。

（8）按摩天柱

穴位位置：在颈部，大筋外缘之后发际凹陷中，约当后发际正中旁开1.3寸。

按摩方法：将食指、中指、无名指、小指并拢置于太阳附近，将拇指指腹按压天柱，按揉3分钟，直至局部出现酸胀感为止，休息1~3分钟，再进行第二次按摩。

（9）按摩百会

穴位位置：在头部，当前发际正中直上5寸，或两耳尖连线的中点处。

按摩方法：用拇指按揉百会3分钟，局部出现酸胀麻的感觉为宜，休息1~3分钟，进行第二次按揉。

（10）按摩风池

穴位位置：在颈部，当枕骨之下，胸锁乳突肌与斜方肌上端之间的凹陷处。

按摩方法：用拇指按压风池3分钟，局部出现酸胀麻的感觉为宜，休息1~3分钟，进行第二次按揉。

（11）按摩完骨

穴位位置：在头部，当耳后乳突的后下方凹陷处。

按摩方法：用拇指按压完骨3分钟，局部出现酸胀麻的感觉为宜，休息1~3分钟，进行第二次按揉。

（12）按摩通天

穴位位置：在头部，当前发际正中直上4寸，旁开1.5寸。

按摩方法：用拇指指腹按压通天按压3分钟，以局部出现酸胀麻的感觉为宜，完毕后休息1~3分钟，再进行3分钟的按压。

（13）按摩印堂

穴位位置：在两眉头连线的中点处。

按摩方法：用拇指指腹按压印堂3分钟，以局部出现酸胀麻的感觉为宜，完毕后休息1~3分钟，再进行3分钟的按压。

（14）按摩太阳

穴位位置：在耳郭前面，前额两侧，外眼角延长线的上方。

按摩方法：将食指、中指、无名指并拢置于头部两侧，用拇指指腹推揉两侧太阳，约3分钟，以局部出现酸胀感为宜，休息1~3分钟后，再进行第二次按摩。

（15）按摩四神聪

穴位位置：在百会前、后、左、右各开1寸处。

按摩方法：用拇指指腹推揉四神聪约3分钟，以局部出现酸胀感为宜，休息1~3分钟后，再进行第二次按摩。

（16）按摩阳白

穴位位置：在前额部，当瞳孔直上，眉上1寸处。

按摩方法：用食指指腹推揉阳白，约3分钟，以局部出现酸胀感为宜，休息1~3分钟后，再进行第二次按摩。

（17）按摩神庭

穴位位置：在在前额部，当瞳孔直上，眉上1寸处。

按摩方法：用拇指指腹按压神庭，约3分钟，以局部出现酸胀感为宜，休息1~3分钟后，再进行第二次按摩。

2.反射区按摩

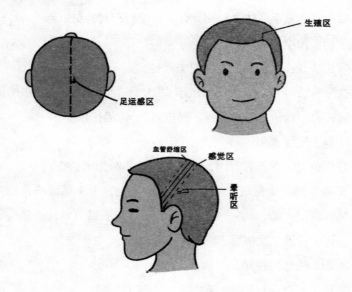

（1）按摩感觉区

反射区位置：在顶部、头侧部，顶颞前斜线之后3厘米，与其平行的线。相当于大脑皮质中央后回在头皮上的投影部位。

按摩方法：用拇指桡侧推按感觉区2~3分钟。

（2）按摩晕听区

反射区位置：从耳尖直上1.5厘米处，向前及向后各引2厘米的水平线，共4厘米。

按摩方法：指桡侧推按晕听区2~3分钟。

（3）按摩血管舒缩区

反射区位置：在从耳尖直上1.5厘米处，向前及向后各引2厘米的水平线，共4厘米。

按摩方法：用拇指的指端敲击血管舒缩区1分钟。

（4）按摩生殖区

反射区位置：从额角处向上引平行于前后正中线的2厘米长的直线。

按摩方法：叠指，用食指的指端敲击生殖区1分钟。

（5）按摩足运感区

反射区位置：在前后正中线的中点旁开左右各1厘米，向后引平行于正中线的3厘米长的直线。

按摩方法：叠指，用食指的指端足运感区1分钟。

耳部按摩降血压

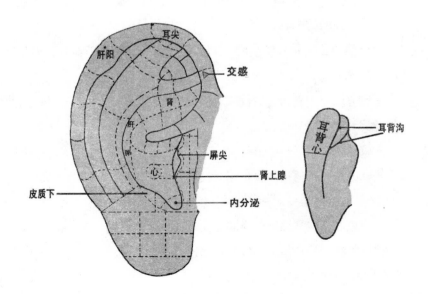

穴位按摩

（1）按摩心

穴位位置：在耳甲腔中心凹陷处。

按摩方法：食指由下往上按压心穴1~2分钟。

（2）按摩内分泌

穴位位置：耳垂前上方，耳郭内部最下方转折处最低点。

按摩方法：食指由下往上按压内分泌穴2~3分钟。

（3）按摩肾上腺

穴位位置：在耳屏下部隆起的尖端。

按摩方法：用食指指甲推肾上腺穴1~2分钟。

（4）按摩耳尖

穴位位置：在耳轮顶端，与对耳轮上脚后缘相对的耳轮处。

按摩方法：拇指和食指相对掐压耳尖穴1~2分钟。

（5）按摩耳背沟

穴位位置：在对耳轮上脚、对耳轮下脚及耳轮主干在耳背面呈"Y"字形凹沟部。

按摩方法：用食指指甲推耳背沟穴1~2分钟。

（6）按摩肝阳

穴位位置：在耳轮结节处。

按摩方法：用拇指和食指相对掐按肝阳穴1~2分钟。

（7）按摩屏尖

穴位位置：在耳屏上部隆起的尖端。

按摩方法：用食指点掐屏尖穴1分钟。

（8）按摩肝

穴位位置：在耳夹艇的后下部。

按摩方法：用食指掐按肝穴1~2分钟。

（9）按摩皮质下

穴位位置：在对耳屏内侧面。

按摩方法：用食指点按皮质下穴1~2分钟。

（10）按摩肾穴

穴位位置：在对耳轮上脚、对耳轮下脚分叉处下方。

按摩方法：用食指掐按肾穴1~2分钟。

（11）按摩耳背心

穴位位置：在耳背上部。

按摩方法：用拇指和食指对压按揉耳背心穴1~2分钟。

（12）按摩脾

穴位位置：在耳甲腔的后上方。

按摩方法：用食指按揉脾穴1~2分钟。

（13）按摩交感

穴位位置：在对耳轮下脚的末端与耳轮交界处。

按摩方法：用拇指和食指对压点按交感穴1~2分钟。

手部按摩降血压

1.穴位按摩

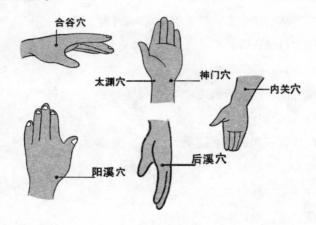

（1）按摩合谷

穴位位置：在手背上，位于第1、2掌骨间，当第2掌骨桡侧中点处。

按摩方法：用拇指按揉合谷穴2~3分钟，刺激力度适中，以得气为度。操作时，手法要均匀缓和，持续连贯，不可忽轻忽重。

（2）按摩神门

穴位位置：在腕部，腕掌侧横纹尺侧端，尺侧腕屈肌腱的桡侧凹陷处。

按摩方法：用拇指按揉神门穴2~3分钟，刺激力度适中，以得气为度。操作时，要轻柔缓和，不要摩擦。

（3）按摩内关

穴位位置：在前臂掌侧，当曲泽与大陵连线上，腕横纹上2寸，掌长肌腱与桡侧腕屈肌腱中间。

按摩方法：拇指按揉内关穴1分钟，刺激力度适中，以得气为度。操作时，要轻柔缓和，不要摩擦。

（4）按摩太渊

穴位位置：在腕掌侧横纹桡侧，桡动脉搏动处。

按摩方法：拇指按揉太渊穴1分钟，刺激力度适中，以得气为度。操作时，要轻柔缓和，不要摩擦。

（5）按摩阳溪

穴位位置：在腕背横纹桡侧，拇指上翘时，当拇段伸肌腱之间凹陷处。

按摩方法：拇指按揉阳溪穴1分钟，刺激力度适中，以得气为度。操作时，要轻柔缓和，不要摩擦。

（6）按摩后溪

穴位位置：在手掌尺侧，微握拳，当小指本节后的远侧掌横纹头赤白肉际。

按摩方法：拇指按揉后溪穴1分钟，刺激力度适中，以得气为度。操作时，要轻柔缓和，不要摩擦。

2.反射区按摩

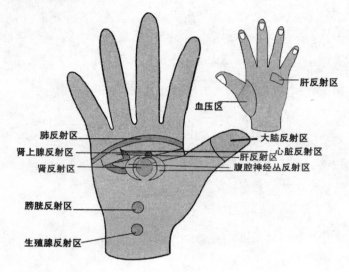

肺反射区
肾上腺反射区
肾反射区
膀胱反射区
生殖腺反射区
大脑反射区
肝反射区
心脏反射区
腹腔神经丛反射区
肝反射区
血压区

（1）按摩生殖腺反射区

反射区位置：在两手掌腕横纹中点处。

按摩方法：用拇指捏拿生殖腺反射区3~5分钟。

（2）按摩肝反射区

反射区位置：在右手掌侧及背侧，第4、5掌骨体中点之间。

按摩方法：用拇指和食指拿捏肝反射区3~5分钟。

（3）按摩血压区

反射区位置：在手背、由第1掌骨、阳溪穴、第2掌骨所包围的区域及食指近节指骨近端1/2的桡侧。

按摩方法：用拇指拿揉血压区3~5分钟。

（4）按摩肾反射区

反射区位置：在双手掌中央

按摩方法：拇指点按肾反射区3~5分钟。

（5）按摩肺反射区

反射区位置：在双手掌侧，横跨第2、3、4、5掌骨，靠近掌指关节区域。

按摩方法：用拇指从尺侧向掌侧推按肺反射区3~5分钟。

（6）按摩肾上腺反射区

反射区位置：在双手掌侧第2、3掌骨之间，距离第2、3掌骨头1.5~2.0厘米处。

按摩方法：用拇指按揉肾上腺反射区3~5分钟。

（7）按摩心脏反射区

反射区位置：在左手尺侧，手掌及手背部第4、5掌骨之间，近掌骨头处。

按摩方法：用拇指向手指方向按揉心脏反射区5分钟。

（8）按摩大脑反射区

反射区位置：在双手掌侧，拇指指末节螺纹面。

按摩方法：用拇指从指尖分别向指根方向推按大脑反射区3~5分钟。

（9）按摩膀胱反射区

反射区位置：在掌下方，大、小鱼际交接处的凹陷中。

按摩方法：用拇指向手腕方向按揉膀胱反射区3~5分钟。

（10）按摩腹腔神经丛反射区

反射区位置：在双手掌侧第2、3掌骨及第3、4掌骨之间。

按摩方法：用拇指围绕肾反射区两侧，由指端向手腕方向按揉腹腔神经丛反射区3~5分钟。

下肢部按摩降血压

1.穴位按摩

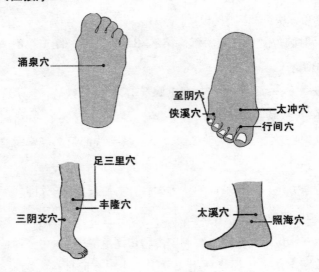

（1）按摩涌泉穴

穴位位置：在足底部，蜷足时足前部凹陷处，约当足底第2、3趾趾缝纹头端与足跟中点连线的前1/3与后2/3交点处。

按摩方法：用拇指指腹搓涌泉穴2~3分钟，以有温热感为宜。

（2）按摩至阴

穴位位置：在足小趾末节外侧，距趾甲角0.1寸。

按摩方法：拇指用力点揉至阴穴2~3分钟，以有温热感为宜。

（3）按摩侠溪

穴位位置：在足背外侧，当第4、5趾间，趾蹼缘后方赤白肉际处。

按摩方法：拇指用力点揉侠溪穴2~3分钟，以有温热感为宜。

（4）按摩太冲

穴位位置：在足背部，当第1跖骨间隙的后方凹陷处。

按摩方法：拇指用力点揉太冲穴2~3分钟，以有温热感为宜。

（5）按摩行间

穴位位置：在足背部，当第1、2趾间，趾蹼缘的后方赤白肉际处。

按摩方法：拇指用力点揉行间穴2~3分钟，以有温热感为宜。

（6）按摩太溪

穴位位置：在足内侧，内踝后方，当内踝尖与跟腱之间凹陷处。

按摩方法：拇指按揉太溪穴2~3分钟，以有温热感为宜。

（7）按摩足三里

穴位位置：屈膝，当犊鼻下3寸，距胫骨前缘一横指。

按摩方法：用拇指或者中指指腹按揉足三里穴2~3分钟，以有温热感为宜。

（8）按摩照海

穴位位置：在足内侧，内踝尖下方凹陷处。

按摩方法：拇指按揉照海穴2~3分钟，以有温热感为宜。

（9）按摩丰隆

穴位位置：在小腿前外侧，当外踝尖上8寸，条口外侧，距胫骨前缘二横指。

按摩方法：拇指按揉丰隆穴2~3分钟，以有温热感为宜。

（10）按摩三阴交

穴位位置：在小腿内侧，当内踝尖上3寸，胫骨内侧缘后方。

按摩方法：用拇指或者中指指腹按揉三阴交穴2~3分钟，以有温热感为宜。

2.反射区按摩

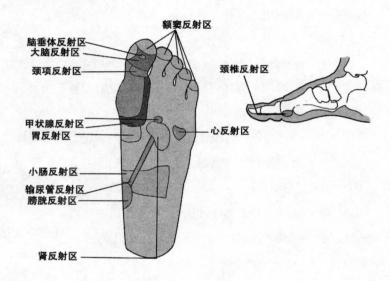

（1）按摩肾反射区

反射区位置：双脚掌第2、3跖骨近端，前脚掌"人"字纹交叉顶点下方的凹陷处。

按摩方法：用拇指或者食指的第一指间关节，由脚趾向脚跟方向推压肾反射区2~3分钟，以局部酸痛为宜。

（2）按摩颈项反射区

反射区位置：双脚拇趾根部横纹处，左侧颈项反射区在右脚上，右侧颈项反射区在左脚上。

按摩方法：用拇指指端沿脚背面拇趾根部由内侧向外侧推压颈项反射区2~3分钟，以局部酸痛为宜。

（3）按摩额窦反射区

反射区位置：双脚十趾的顶端约1厘米的区域。左侧额窦反射区在右脚上，而右侧额窦反射区在左脚上。

按摩方法：用一手握脚固定，另一手的食指、中指弯曲，用中指关节点按额窦反射区2~3分钟，以局部酸痛为宜。

（4）按摩颈椎反射区

反射区位置：双脚拇指根部内侧缘横纹尽头处。

按摩方法：用食指第二指节骨内侧固定在颈椎反射区，按压2~3分钟，以局部酸痛为宜。

（5）按摩甲状腺反射区

反射区位置：双足底，起于第1跖趾关节后方凹陷，至第1、2跖骨间，延伸至前脚掌前缘的弧形带状区域。

按摩方法：一手握足背，一手拇指由内向外推按甲状腺反射区2~3分钟，以局部酸痛为宜。

（6）按摩心反射区

反射区位置：左脚掌第4、5跖骨中段的凹陷处。

按摩方法：一手握足背，一手拇指由脚跟向脚推按心反射区2~3分钟，以局部酸痛为宜。

（7）按摩脑垂体反射区

反射区位置：双脚拇趾趾腹正中央。

按摩方法：一手四指握住足背，固定脚拇趾，另一手食指或中指点按脑垂体反射区2~3分钟，以局部酸痛为宜。

（8）按摩大脑反射区

反射区位置：双脚脚趾趾腹整个螺纹面，右侧大脑反射区在左足趾，左侧大脑反射区在右足趾。

按摩方法：用拇指第一指间关节面按揉大脑反射区2~3分钟，以局部酸痛为宜。

（9）按摩胃反射区

反射区位置：双脚掌第1跖趾关节后方凹陷处，约中指一横指宽的区域。

按摩方法：一手握足，一手食指第二指节背面自脚趾向脚跟推按胃反射区2~3分钟，以局部酸痛为宜。

（10）按摩小肠反射区

反射区位置：双脚掌足弓向上隆起所形成的凹陷区域。

按摩方法：一手握足背，一手半握拳，用食指和中指顶点向脚跟方向推小肠反射区2~3分钟，以局部酸痛为宜。

（11）按摩膀胱反射区

反射区位置：双脚掌内侧舟骨下方的稍突起处。

按摩方法：用食指或中指第一指间关节顶点按压膀胱反射区2~3分钟，以局部酸痛为宜。

（12）按摩输尿管反射区

反射区位置：从肾反射区中间开始，先向后再斜向足底内侧，为一长形弧状的条带区。

按摩方法：用拇趾第一指间关节面，从脚趾向脚跟方向推输尿管反射区2~3分钟，以局部酸痛为宜。

第十七章

放松精神，健康从心开始

控制呼吸

呼吸是维持生命的重要活动。古人云"调息净心，常如冰雪在心，炎热亦于吾心少藏。"这里的"息"是指呼吸，"调"则对应的是调节、控制。现代医学证明，控制呼吸对机体植物神经系统有明显的调节作用。呼吸的快慢节奏、深浅程度能影响呼吸中枢，进而调整交感神经、副交感神经的张力，最终达到调整情绪及相应内脏器官（组织）的功能，同时也为进行心理养生其他步骤奠定良好的基础。

同时，控制呼吸的频率和深度，还可以提高吸氧水平和增强身体活动能力，改善心理状态，治愈心理、生理疾病。高血压病患者可以通过调节呼吸来增加吸氧量，使细胞有充足的氧气供应，有助于缓解情绪，降低血压。呼吸调节法可分为胸、腹式呼吸交替和意念性深呼吸训练。

1.胸、腹式呼吸交替

（1）平躺在床上，头下垫枕头，两腿弯曲并分开，相距约20~30厘米，两手分别置于胸部和腹部。

（2）先吸气并隆胸，使意念停留在胸部上，此时置于胸部上的手会慢慢随之升起，然后呼气，再吸气并鼓腹，使意念停留在腹部上，此时置于腹部上的手会慢慢随之升起，然后呼气。这样反复交替训练，不断体验胸、腹部的上下起伏，以及呼吸时的舒适轻松的感觉。

2.意念性深呼吸训练

面对树林、草丛、空旷地带等空气新鲜处站立，面朝前，两手自然垂于身体两侧，双脚后跟并拢，脚尖叉开相距约15厘米。吸气时双臂缓缓抬起至与地面平行，想象新鲜空气自十个手指进入并随手臂经肩部到达头部、颈部、胸部、腹部，然后缓缓呼气，想象浑浊空气沿着腿自十个脚趾排出，同时双臂也缓缓放下呈自然垂直状。

大声叫喊

现实生活中总有一些患者发现血压增高后，心理负担过重，情绪极不稳定，终日忧心忡忡，结果导致血压居高不下，病情加重。大声叫喊可以通过宣泄性高声叫喊以释放情绪，缓解压力，对异常心理活动产生良性影响，进而使生理和心理活动在新的状态下获得平衡，有助于高血压病情的治疗，具体的操作方法如下。

活动四肢，做几次深呼吸，使全身放松；由轻到重、由不自然到发自肺腑、尽情地、无所顾忌地叫喊；叫喊时可用叹词"啊——""哎——""嗨哟——"等，以期把消极情绪统统宣泄出来；体验舒畅感、痛快感、轻松感，进而体验疾病症状的消失。在体验时不要停止叫喊；继续叫喊时，并用力挥动拳头、踢腿或奔跑，使内心受到震荡；在叫喊中体验自信心和控制力的增强；停止叫喊，活动身体。

保持舒畅心情

常言说，人有七情六欲。七情就是喜、怒、忧、思、悲、恐、惊七种精神状态。七情太过，有损于人的身心健康，会导致血压升高。

比如生气、暴怒、紧张等都会使全身小血管收缩，从而导致血压迅速升高，心率加快，心肌耗氧量增加，心脏负荷加大等。高血压病患者本来身体状况不佳，假如情绪波动，难免会在原有病变的基础上，使病情突然加重，甚至诱发心肌梗死、脑出血等。临床上因情绪突变引起血压骤升造成中风或死亡的病例屡见不鲜。

所以，对于高血压病患者，除了药物治疗外，保持心理平衡至关重要。对于不满的人或事，要进行"冷处理"，避免正面冲突；要培养多方面的兴趣，积极参加力所能及的社会公益活动和适合自己的文化娱乐活动；可以培养一些业余爱好，如绘画、书法、种花、养鸟、垂钓、听音乐等。良好的兴趣和广泛爱好可以开阔胸怀，陶冶情操，缓解身心紧张劳累，对于调节情绪和保持心理平衡大有裨益。

为了自身的健康，也为了树立良好的道德修养，高血压病患者都应心情舒畅，时刻保持良好的精神状态。

放松肌肉

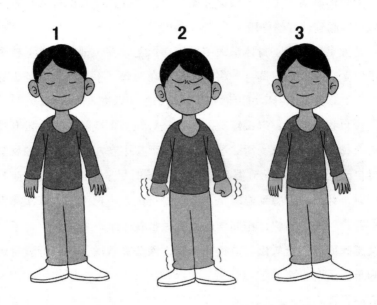

造成情绪起伏的很大原因与交感神经冲动有关，放松肌肉有助于降低交感神经的冲动，平抚情绪、安定心神。据报道，国外有人采用"肌肉运动疗法"，对防治高血压有一定效果。有些患者照法试行五周后即见成效，半年后血压降至正常。肌肉运动疗法具体的方法如下。

首先让全身松弛地站立，两手下垂，十指伸开而不可握拳。然后，以全力使全身紧张，包括头，颈、胸、背、四肢，眼及面部在内。在进行过程中，同时要口呼：一、二、三、四、五、六，随即将全身松弛。如此一紧一松反复3次，即告结束。每日练习3次，以餐前为好。

此法简单易掌握，适宜各种证候类型的高血压（病）患者，可作为防治高血压（病）的保健操。除此之外，还有两种放松方法，也可以起到较好的作用。

大字舒服法：身体呈大字形躺在床上，在颈部和膝盖下枕个垫子。深呼吸，闭眼调息，将意识集中在肩膀、手指头、脚趾头的一个点上，反复练习后可以做到坐、站都能随意进入放松状态。

自我暗示法：以最舒服的方式轻松地坐下或躺下来，松开紧绷的衣物，闭目调息，清除思绪。将意识集中在左臂，在心中反复告诉自己"我的左臂感到温暖且沉重"，同时尽量尝试体会这个感觉。这时，如果手臂感到温暖，逐渐变得沉重，再把注意力依次集中在右臂、左腿、右腿，用同样的方式做自我暗示，如此做一遍下来，会感到四肢完全放松。放松完毕后，深呼吸数次，然后舒展身体，睁眼，缓慢呼气。

懂得流泪与叹息

中国有句古话叫做"男儿有泪不轻弹，只是未到伤心处"，可是人们通常习惯断章取义，片面追求"有泪不轻弹"来表现自己的坚强。然而从生理学的角度来讲，压抑哭泣通常会造成严重的后果。

根据调查显示，在血压正常的人群中有

87%的人都会在悲伤时哭泣，而绝大多数高血压病患者却从不或很少流泪。虽然不能依此断定哭泣和高血压一定存在必然联系，但不可否认的是，当人处于悲伤时，哭泣是使人神经放松的一个好办法，如果强行抑制哭泣就会使人精神紧张、食欲减退、内分泌失调，对血压产生不良影响。因此当情绪处于悲伤时，特别是高血压病患者，千万不要抑制自己，哭出来会更有利于健康。

与流泪一样，叹息往往被人们认为是消极的，悲观的。但是从心理学和生理学的角度来讲，叹息却是有利于健康的。因为叹息有宽胸解郁、安神定心的作用，可以缓解挫折、忧愁、惊恐、惆怅的情绪和过度紧张带来的神经疲劳。试验表明，叹息还可以使人呼吸和心跳减慢，使血压下降。

所以，在生活中大可不必抑制自己的叹息，如果在叹息时注意呼吸、口型、吐音的配合，还能起到强身健体的效果。我国古代就有吐纳养生之法，称之为"六字诀"。

六字诀通过嘘、呵、呼、嘶、吹、嘻6个字的不同发音口型及唇齿喉舌的用力不同，以牵动不同的脏腑经络气血地运行。

预备式：两足开立，与肩同宽，头正颈直，含胸拔背，松腰松胯，双膝微屈，全身放松，呼吸自然。

第一诀：嘘字功，平肝气

嘘，口型为两唇微合，有横绷之力，舌尖向前并向内微缩，上下齿间有微缝。呼气念嘘字，足大趾轻轻点地，两手自小腹前缓缓抬起，手背相对，经胁肋至与肩平，两臂如鸟张翼向上、向左右分开，手心斜向上。两眼反观内照，随呼气之势尽力瞪圆。呼气尽吸气时，屈臂两手经面前、胸腹前缓缓下落，垂于体侧。再做第二次吐字。此动作6次为一遍，做一次调息。

第二诀：呵字功，补心气

呵，口型为半张，舌顶下齿，舌面下压。呼气念呵字，足大趾轻轻点地，两手掌心向里由小腹前抬起，经体前至胸部两乳中间位置向外翻掌，上托至眼部。呼气尽吸气时，翻转手心向面，经面前、胸腹缓缓下落，垂于体侧，再行第二次吐字。此动作6次为一遍，做一次调息。

第三诀：呼字功，培脾气

呼，口型为撮口如管状，舌向上微卷，用力前伸。呼字时，足大趾轻轻点地，两手自小腹前抬起，手心朝上，至脐部，左手外旋上托至头顶，同时右手内旋下按至小腹前。呼气尽吸气时，左臂内旋变为掌心向里，从面前下落，同时右臂回旋掌心向里向上，两手在胸前交叉，左手在外，右手在里，两手内旋下按至腹前，自然垂于体侧。再以同样要领，右手上托，左手下按，做第二次吐字。如此交替共做6次为一遍，做一次调息。

第四诀：嘶字功，补肺气

嘶，口型为两唇微后收，上下齿相合而不接触，舌尖插上下之缝，微出。呼气念嘶字，两手从小腹前抬起，逐渐转掌心向上，至两乳平，两臂外旋，翻转手心向外成立掌，指尖对喉，然后左右展臂宽胸推掌如鸟张翼。呼气尽，随吸气之势两臂自然下落垂于体侧，重复6次，做一次调息。

第五诀：吹字功，补肾气

吹，口型为撮口，唇出音。呼气读吹字，足五趾抓地，足心空起，两臂自体侧提起，绕长强、肾俞向前划弧并经体前抬至锁骨平，两臂撑圆如抱球，两手指尖相对。身体下蹲，两臂随之下落，呼气尽时两手落于膝盖上部。下蹲时要做到身体正直。呼气尽，随吸气之势慢慢站起，两臂自然下落垂于身体两侧。共做 6 次，做一次调息。

第六诀：嘻字功，理三焦

嘻，口型为两唇微启，舌稍后缩，舌尖向下。有喜笑自得之貌。呼气念嘻字，足四五趾点地。两手自体侧抬起如捧物状，过腹至两乳平，两臂外旋翻转手心向外，并向头部托举，两手心转向上，指尖相对。吸气时五指分开，由头部循身体两侧缓缓落下并以意引气至足四趾端。重复 6 次，做一次调息。

注意事项

"六字诀"全套练习，每个字做6次呼吸，早晚各练3遍，日久必见功效；顺腹式呼吸，先呼后吸，呼时读字，同时提肛，体重移至足跟。

学会大笑

情志不畅的主要原因是"悲忧不解，气郁于中，聚而成痞"，而大笑可以疏气通经，从而带来身心的放松和快慰，对改善抑郁、焦虑、恐惧等不良情绪十分有益。

当然，"大笑"并不是无节制地狂笑，后者容易因过度通气而造成呼气性碱中毒，使情绪狂躁。下面就介绍一套安全有效的大笑方法。

步骤一：饮一杯温水，滋润口腔、喉咙。

步骤二：慢慢吐净全身浊气，充分吸吸气，同时放松身体。

步骤三：稍微提肛，发出笑声、吼声，时间以将体内浊气吐净为度。

步骤四：重复前三步共三次，放松身体，让整个身心完全恢复宁静。

步骤五：重新吸气、提肛，从丹田部位将笑声发出来，时间可根据个人情况而定。

步骤六：放松片刻，自然呼吸数分钟。

步骤七：重复第五步，意想笑声从足底升起，进而牵动全身。

步骤八：放松整个身体，缓慢呼吸，再喝一杯温水。

温馨提示：在不影响他人的情况下，最好在空气清新的场合进行。在放松身心的同时还能呼吸到新鲜的空气，一举两得。

健康的休闲娱乐

日常生活中，高血压病患者选择一些健康的休闲娱乐活动，不仅有利于身心健康，而且对于病情有很大的帮助。下面介绍一些有助于高血压病患者的休闲活动。

1.爬山

对于高血压病患者来说，爬山是一种不错的休闲选择。

（1）户外新鲜的空气和怡人的景色可以有效地调节患者的心情，改善精神状态，使人轻松、愉悦。

（2）患者在爬山的过程中，能使全身的关节和肌肉得到放松和锻炼，有效地改善血液循环，使心、脑血管的功能得到锻炼，使心脏变得"强健"。

（3）爬山运动还会增加心脏的排血量，使人体内组织的供血和供氧的状况得到改善，从根本上稳定血压。

（4）爬山还能促进身体的新陈代谢，对因血压过高导致体内"堵塞不通"而引起的头疼、失眠、肢体麻木等症状也有较好地改善作用。

因此，高血压病患者在身体条件允许的情况下可以将爬山作为休闲娱乐的一个项目。但是在爬山时一定要注意安全，高血压病患者在开始爬山的时候应该选择坡度小、道路平坦、高度较小的山。在爬山的过程中要选择安全的路线，并最好按照原路下山，不可抱着探险的心理去那些无人到达、不明安危的地方。

在爬山时，高血压病患者应该穿着宽松的衣物，不宜穿着短衣短裤；穿着的鞋子应该舒适、防滑；爬山时步伐应当均匀，保持适度的步幅，并根据呼吸的频率进行调节。一般来说以呼吸保持均匀、深厚为宜；如果患者在爬山的过程中感觉疲劳，那么应该马上停下来休息，但不要立刻坐下，需要等身体缓和后才可坐下；在站起时也应缓慢，避免突然的体位变化造成血压升高。此外，当患者出现身体不适或者天气不好的时候不可勉强爬山，避免出现意外。

2.放风筝

放风筝不但可以舒筋活血，愉悦身心，而且对于高血压病的治疗也有很好的效果。

当高血压病患者在室外放风筝的时候，可以呼吸到新鲜的、富含负离子的空气，能够清心醒脑，缓解紧张情绪，促进新陈代谢，改善血液循环，增加心脑的供氧量，使患者感到轻松、愉悦、神清气爽，使高血压的症状得以缓解。

另外，放风筝对于高血压病患者来说也是一种活动量合适的运动，高血压病患者在放风筝的时候，或者缓步，或者速跑，或者站立，这种张弛有度，缓急相间的运动会使全身的肌肉和关节得到活动，促进血液循环，有效地改善心脏供血机能以及人体的代谢系统，有助于保持血压的平稳，并起到降压的作用。此外，当人目视风筝的时候会对眼部肌肉和神经产生调节，缓解眼疲劳，使眼睛得到充分的滋养，进而改善高血压病患者头晕、目眩的症状。

但是高血压病患者在放风筝的时候要注意，不要为了放起风筝而过度奔跑，这样突然的剧烈运动会使血压升高，容易引发意外。而在风筝放起之后也不要长时间地仰视天空，避免过度仰头会造成的脑供血不足，否则会出现头疼等症状，重者还会导致脑血管疾病突发。另外，在地点的选择上，应避免在市区内建筑物、电线密集的地方放风筝，以免发生意外。

3.垂钓

垂钓也是一种适合高血压病患者的养生休闲方式。因为垂钓可以使人的神经和肌肉得到放松，带给高血压病患者快乐地享受。这种乐趣还能缓解患者紧张的精神状态，对病情的好转和疾患的治疗都有很好的帮助。

相对于喧嚣的城市，郊外垂钓的地方空气清新，环境优美，这种清幽的环境可以使高血压病患者的精神放松，感受到宁静安详。这对长期受到高血压病折磨的患者来说是很好的身心享受，能够有效地改善患者神经衰弱的症状。而当高血压病患者开始钓鱼时，就会不断改变站、蹲、走动以及投杆、拉杆的姿势，这种动静相济的运动可以存养元气，放松肌肉、舒筋活血，使脏器得到充分地按摩，使新陈代谢得以改善，并能增加大脑和心脏的供血、供氧量，对保持血压平稳和降低血压大有益处。

但是，高血压病患者在垂钓的时候也应注意，不要过于用力地甩杆和拉杆，以避免突然用力造成的血压骤升。而在保持蹲姿、坐姿时也不可猛然站起，以避免因体位突变导致意外发生。

4.听舒缓、优美的音乐

在高血压病的众多非药物疗法中，"音乐疗法"也是一种重要的治疗手段。因为音乐可以起到降低肾上腺素激素水平的作用，并能通过对大脑的调节起到平压、降压的效果。

音乐会通过对听觉器官的物理刺激影响整个身体的肌肉和血液循环系统，以及其他器官的活动，从而产生特殊的效应，而这些特殊的反应对控制血压起着至关重要的作用。

经研究发现，音乐的节奏快慢和声音大小可以通过人体听觉器官对机体产生刺激，从而改变人的心率和血压。快节奏的音乐可以使人的心率加快，血压升高；而慢节奏的音乐却可以使升高的血压平稳降低，并使心率减慢。因此慢节奏、音量逐渐减弱的音乐可以使高血压病患者的心血管系统得到很好的调节，使高血压病的症状得到改善。

此外，轻松、欢快的音乐会使人体分泌出对身体有益的激素、酶以及乙酰胆碱等物质，从而调节血液循环、流量以及兴奋神经细胞，降低血管及心脏的压力，使患者感到心情舒畅，心脏跳动明显减慢，使血压恢复平稳；节奏旋律优美的乐曲会使人情绪安静、轻松愉快，身心处在闲静恬淡之中，有利于血管扩张，缓解血压。

5.跳舞

舞蹈可以使高血压病患者情绪安定、心情舒畅，并能使工作、生活中的紧张、焦躁的情绪得到缓解，调节并改善大脑皮质、中枢神经系统、血管运动中枢功能，使高血压病患者全身处于紧张状态中的小动脉得到舒张。高血压病患者会在优美的音乐和轻柔的舞姿中心情平静，神清气爽，使血压得以平稳和下降。

但是，并不是所有的高血压病患者都适合跳舞，跳舞通常只适合1级、2级高血压病患者。而且高血压病患者在跳舞时也要注意以下几点。

（1）每天进行跳舞的次数应该在1~3次，时间在每次30~60分钟。

（2）高血压病患者在跳舞的过程中运动量不宜过大，应循序渐进地进行，否则不但起不到锻炼身体、降低血压的作用，反而会导致血压上升。

（3）高血压病患者适合进行扇子舞、慢节奏的交谊舞以及轻松缓慢的有氧舞蹈，不可选择动作过大和节奏过强的舞蹈。

6.养花

养花对于高血压病患者来说不但是一种高雅的休闲娱乐，同样是一种很好的高血压病自然疗法。在生活闲暇的时候栽花、松土、浇水不仅可以起到活络筋骨、消除疲劳的作用，而且这种运动量适宜的劳动对高血压病患者来说也是很好的活动，有利于高血压病患者保持血压的稳定。

不仅如此，花卉的色彩和芳香还可以调节人的情绪，使紧张、疲劳的状态得以缓解或者消除，这对于高血压病患者来说也是非常有益的。经研究发现，当人在花丛中的时候，皮肤的温度会降低1~2℃，而脉搏也会相应变慢，从而减缓血液的流动速度，减轻心脏负担。而花卉的青、绿、紫、蓝等颜色对高血压病患者来说也具有有效的治疗效果。这些偏冷的色彩通过对神经的调节，能使高血压病患者产生镇静之感，使精神放松，使眩晕耳鸣、头目胀痛等症状得到改善。

老年高血压病患者在养花过程中需要注意，不要自行搬动过沉的花盆；不要弯腰时间过久；也不要在花香过浓的花前逗留时间过久，这样就可以避免出现头晕、目眩、血压升高以及意外的发生。

7.写字、绘画

经过研究发现，高血压病患者通过写字和绘画可以达到治病养生的目的。这是因为高血压病患者在习字、绘画的时候都会保持头部端正，两肩平齐。此时人的精力会集中，心平气和，而手、腕、肘、臂都会协调用力，使全身的血气得到贯通，使大脑神经兴奋和抑制得到平衡，让全身的肌肉保持在舒适的状态中。在这种状态下，患者的血管壁就会出现扩张，血循环会减缓，血压也会平稳下降，患者自身最明显的感觉就是心率下降，心跳减缓。

除此之外，患者在欣赏书画的过程中，忧虑和烦恼都能得以排除，产生怡然自得、宁静悠闲的感觉，使心理紧张的状况得到缓解，使血压趋于平稳。高血压病患者每次进行书画练习的时间应以30~60分钟为宜；当情绪不佳、劳累之后以及病体初愈时不可强打精神练习，否则会加重身体负担；此外，高血压病患者在饭后也不适合立刻进行书画练习，否则会使食物壅滞在肠胃中，增加胃肠的负担，使心、脑的供血量降低，容易造成心、脑缺血、缺氧，引发血压升高以及心脑血管并发症。

8.看轻喜剧、娱乐节目

中国有句古话叫做"笑一笑，十年少。"据研究发现，笑具有很多好处。

（1）笑能调整人的心理活动，消除苦闷、抑郁等不良情绪，让人感到精神放松，心情愉快。

（2）笑可以使人体的膈膜、腹部、心脏、胸部以及肝脏等器官运动，达到清除呼吸系统中的异物，对肠胃产生刺激，使血液循环速度加快，提高心跳频率，使心得到锻炼。

（3）笑还能促进肾上腺素的分泌，使人体的代谢系统、呼吸系统、消化系统以及修复系统得到改善，减轻心脏的供血压力，有效缓解血压升高的症状。

因此，高血压病患者应该常看轻喜剧以及相声、小品等娱乐节目，这样可以笑口常开，对高血压病有很好的调节和辅助治疗的作用。但是笑也应该注意保持度，过度的笑也会伤身。

9.唱歌

据研究发现，唱歌有益于健康，对平稳血压也有着很好的帮助。

因为唱歌不但可以使不良情绪得到发泄，使人感到轻松，而且它还能起到类似于"腹式呼吸"的作用。所谓腹式呼吸简单来说就是让腹部在吸气时凸起，吐气时凹入的呼吸方法。在医学上，标准的腹式呼吸的方法是在吸气时全身用力，使肺部及腹部充满空气而鼓起，然后继续保持吸气状态，并屏息4秒，再缓缓地将气体吐出。吐气时宜慢且长而且不中断。这样呼入的氧气可以被送达身体的各个角落，使全身的脏器功能都更加活跃。这种腹式呼吸不但会使血压降低20毫米汞柱，还会使胃肠功能变得活跃，使人产生食欲，并有效的改善胀气、便秘症状。在唱歌的时候，虽然患者的"腹式呼吸"并不标准，但在这一过程中仍然可以明显感到吐气和吸气的时间增加，胸腹部明显的起落，这也能起到同样的效果。因此，唱歌对于高血压病患者来说也是一种有益的娱乐方式。

但是高血压病患者在唱卡拉OK的时候，一定要注意保持室内的空气流通，不可在不通风、空气污浊的环境中唱歌。而且在唱歌时，可以刻意使用标准的腹式呼吸方法，这样才能取得更好的效果。此外，患者在唱歌时应该在每1~2首歌后休息数分钟后再继续，而时间也不可过长，应该适可而止。

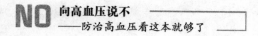
附　录

《中国高血压病防治指南》中国人平均正常血压参考值

单位：毫米汞柱

年龄	收缩压（男）	舒张压（男）	收缩压（女）	舒张压（女）
6~20岁	115	73	110	70
21~25岁	115	73	110	71
26~30岁	115	75	112	73
31~35岁	117	76	114	74
36~40岁	120	80	116	77
41~45岁	124	81	122	78
46~50岁	128	82	128	79
51~55岁	134	84	134	80
56~60岁	137	84	139	81
61~65岁	148	86	145	83

《中国高血压病防治指南》危险人群分组

分组	危险人群	治疗策略
低危	男性<55岁、女性<65岁，高血压1级、无其他危险因素者	先实施6~12个月的综合康复措施，观察血压及危险因素的变化，然后决定是否开始药物治疗
中危	高血压2级或1~2级，同时有1~2个危险因素者	先实施3~6个月的综合康复措施，观察血压及危险因素的变化，然后决定是否开始药物治疗
高危	高血压水平属1级或3级，兼有3种或更多危险因素、兼患糖尿病或靶器官损害或高血压水平属3级但无其他危险因素者	必须立即开始药物降压治疗，对合并的危险因素和临床情况进行积极的处理（包括药物治疗）
极高危	高血压3级同时有1种以上危险因素或兼患糖尿病或靶器官损害，或高血压1~3级并有临床相关疾病	必须立即开始药物降压治疗，对合并的危险因素和临床情况进行积极的处理（包括药物治疗）

《中国高血压病防治指南》非药物治疗目标及措施

目标	内容	措施
减少钠盐摄入	每人每日食盐量逐步降至6克	①日常生活中尽量少食用腌制、卤制等高盐食品；烹调时也要减少盐用量。②烹调时，最好用可以称量盐数量的用具，如特质的盐勺。③日常生活中可以用其他材料代替盐，如代用盐、食醋等。④多了解高盐饮食的危害，知道高盐饮食易患高血压
合理饮食	减少膳食脂肪	①总脂肪占总热量的比例低于30%，饱和脂肪低于10%，每日食油量低于25克，每日食瘦肉类为50~100克，每日食鱼虾类50克。②每日食新鲜蔬菜400~500克，每日食水果100克。③每日食奶类250克，蛋类每周3~4个，少吃糖类和甜食
控制体重	BMI（kG/㎡）<24 腰围 男性<90厘米 女性<85厘米	①减少日常总食物的摄入量。②增加蔬菜和水果的摄入，减少油脂性食物，不吃肥肉及动物内脏。③日常保持足够的运动量，至少保证每日摄入能量与消耗能量的平衡。④肥胖者如果非药物效果不理想，可采用减肥药物辅助使用
有规律运动	强度：中等 频率：每周3~5次 时间：每次30分钟左右	①可以根据个人喜爱选择运动方式，如步行、慢跑、游泳、太极拳等均可。②运动时应循序渐进，量力而行。③运动对象为没有严重心血管病的患者。④运动强度可通过心率来反映，运动时不可超过的心率=170–年龄